장수혁명

동경대 한국인 뼈박사가 알려주는

長壽革命

本作品

HONEHAKASE GA OSHIERU OINAI KARADA NO TSUKURIKATA
Copyright ⓒ 2010 by Tei Yuichi
All rights reserved.
No part of this book may be used or reproduced in any manner
whatsoever without written permission except in the case of brief quotations
embodied in critical articles and reviews.
Originally published in Japan in 2010 WAC INC.
Korean Translation Copyright ⓒ 2012 by **HUMAN&BOOKS**
Korean edition is published by arrangement with WAC INC.
through BC Agency.

長壽革命

지은이	정웅일
옮긴이	이시훈, 서수지
펴낸날	2012년 3월 15일 • 1판 1쇄
펴낸곳	도서출판 사람과책
펴낸이	이보환
기획편집	이장휘, 허지혜
마케팅	이원섭, 이봉림, 신현정
등록	1994년 4월 20일(제16-878호)
주소	서울시 강남구 역삼1동 605-10 세계빌딩 5층
전화	02-556-1612~4
팩스	02-556-6842
전자우편	man4book@gmail.com
홈페이지	http://www.mannbook.com

ⓒ 도서출판 사람과책 2012
Printed in Korea

ISBN 978-89-8117-130-8 02510

잘못된 책은 바꾸어 드립니다. 책값은 뒤표지에 있습니다.

장수혁명 長壽革命

동경대 한국인 뼈박사가 알려주는

정웅일 지음
이시훈·서수지 옮김

사람과책

한국어판 출판을 앞두고

나는 '수신제가치국평천하(修身齊家治國平天下)'라는 말이 살아가는 데 중요한 순서, 즉 삶의 우선순위를 의미한다고 생각한다.

요컨대 먼저 자신의 처신을 올곧게 바로잡아야 한다. 그다음으로 자신의 가족을 보필해야 한다. 그리고 지역에 공헌하고 마지막으로 국가와 세계를 생각한다. 이런 우선순위는 사람이 행복한 인생을 영위하는 데 중요한 실마리를 제공해 준다.

내 조부모가 한반도에서 일본으로 건너와 삶의 터전을 잡은 지 어언 100년이 다 되어 간다. 그동안 전쟁 등 갖가지 사건이 일어나고, 곤란한 일도 있었지만 내 가족은 한국 국적으로 일본에서 살아가기를 선택했다. 먼저 자신의 몸을 바로잡고 가족을 돕고 자신이 사는 지역과 사람들에게 공헌하고 한일 양국의 가교가 되고자 노력했다.

나 역시 그런 가족의 일원으로 살아왔다. 나는 의학과 공학에 흥미를 가지고 학자의 길을 선택해 일본 대학에서 교편을 잡았다. 그리고 조금이나마 주위 사람들에게 보탬이 되고자 하는 바람에 이 책을 쓰게 되었다.

저출산과 고령화의 물결은 세계 각국으로 퍼져 나가고 있다. 아시아 각국, 특히 한국에서는 일본 이상으로 저출산과 고령화가 맹렬한 속도로 진행되고 있다. 노화에 관해 이 책에 쓴 내용은 거의 대부분 한국에도 해당되며, 언젠가 한국에서도 일어날 일이라고 내다본다.

더욱이 한국의 정보기술(IT)은 일본보다 한층 발달되었다. IT기술의 진전은 편리함을 가져다주는 동시에 정보의 홍수를 일으켜 올바른 정보로의 접근을 저해하고 잘못된 정보, 일종의 미신을 퍼뜨리는 원인이 되기도 한다. 올바른 정보를 선별하는 데 관해서도 이 책에 쓴 내용은 거의 그대로 한국의 현실에 적용 가능할 것이다.

올바른 정보를 선별하기 위해서는 첫머리에 언급한 '수신제가치국평천하'라는 말로 회귀해야 한다. 이 말은 정보의 취사선택에 중요한 우선순위가 있음을 표현한다. 가장 신뢰할 수 있는 것은 스스로의 눈으로 보고 들은 정보, 다음은 매일 얼굴을 맞대는 가족이 건네는 정보, 그다음은 지인이 주는 정보, 마지막이 자신이 직접 만나지 못한 사람에게서 얻는 정보다. 이 순서를 모른다면 미신에 농락당하고 행복한 인생을 영위하지 못할 수도 있다.

이 책에서는 노화와 다이어트에 관한 기본적인 지식과 정보를 처리할 때의 논리적인 사고방식을 설명한다. 이 책을 통해 올바른 사고방식을 배워 정보사회에 만연한 현대의 미신에 굴복하지 않고 참된 행복이 가득한 인생을 살아가는 실마리를 얻기 바란다.

조부의 땅에서도 이 책이 누군가에게 보탬이 된다면 저자로서 더할 나위 없는 행복이 되리라. 한국어판 출판을 위해 여러모로 많은 도움을 준 이시훈 교수에게 이 자리를 빌려 깊은 감사의 인사를 전한다.

혼고[本鄕] 연구실에서
정웅일

머리말

몇 년 사이, 건강 그중에서도 특히 노화에 관한 관심이 점점 높아져 가는 추세다. 인터넷과 텔레비전, 서적 등 각종 매체에는 노화를 방지하기 위한 이른바 '안티에이징(항노화)'에 관한 갖가지 정보가 넘쳐난다. 어떤 것을 선택해 대충이라도 훑어보아야 할지 가늠이 가지 않을 정도로 정보가 차고 넘친다. 하지만 넘쳐나는 정보의 양과는 반대로 정보의 질은 들쭉날쭉하며, 아쉽게도 그중에는 수상한 정보가 다수 포함되어 있다. 현대에는 누구나 대중매체로 많은 정보를 접한다. 정보의 접근성 자체에는 큰 차이가 없는 셈이다. 정보의 홍수 속에서 올바른 양질의 정보를 선별하는 것은 더욱 중요해졌다. 정보의 취사선택이 불가능하다면 과거에 비해 많은 정보를 얻을 수 있는데도 실제로 얻는 정보의 질은 떨어지는 모순에 빠지기 쉽다. 이러한 모순은 언제 어디서나 먹거리가 넘쳐나는 세상에 살면서도 줄기차게 과자만 먹어 대다 영양실조에 걸리는 것이나 마찬가지다. 근거 없는 저질 정보를 잘못 선택하면 단순히 불필요한 정보를 얻는 데 그치지 않고, 올바른 정보를 접할 시간과 비용까지 빼앗기는 이른바 '정보 영양실조'에 걸리고 만다.

정보의 홍수에 휩쓸리지 않기 위해

1 뼈와 노화에 관한 기본 지식을 익힌다.
2 논리적이고 현실적인 사고방식을 익힌다.

선별

노화에 관한 수많은 정보

건강하고 풍요로운 인생

↑

올바른 정보
미래에 대한 올바른 투자

잘못된 정보(미신)

정보의 영양실조

시간 down
돈 down
건강 down

인생의 영양실조

이 책의 의도는 뼈와 연골의 건강에 초점을 맞추어, 노화와 그 대책에 관한 올바른 관념과 정보를 제공하는 데 있다. '이것만 먹으면 젊어진다'거나 '이것만 하면 노화가 예방된다' 같은 안이한 해답은 아쉽게도 이 책에 나오지 않는다. 오히려 한 알로 모든 병을 치유하는 '만병통치약'은 존재하지 않는다는 것이 이 책의 주된 주장이다. 세간에 유행하는 '만병통치약' 계통의 정보를 기대하고 이 책을 손에 들었다면 생뚱맞은 전개에 놀라지 않을까 한다. 부디 다른 의미에서 기대하며 읽어 나가기를 당부한다.

인간은 아무래도 단순하고 쉬운 해결책에 마음이 끌리게 마련이다. 혼란스러운 현실 세계에서 속 시원한 해답을 찾고 싶다거나 답답한 현실에서 도망치고 싶다는 우리의 마음이 반영된 결과다. 노화에 관한 갖가지 그릇된 정보, 즉 일종의 '미신'은 이 같은 마음의 틈새를 교묘하게 파고든다. 미신을 '단순한 마음의 문제'로 치부해서는 안 된다. 미신에 빠지면 올바른 정보를 받아들이려는 마음과 시간을 빼앗기고, 또한 미신에 바탕을 둔 행동을 하느라 돈과 시간까지 빼앗긴다. 잘못된 다이어트나 운동, 영양제 등에 관한 조언에 따르다가 건강까지 잃고 마는 것이다. 말하자면 미신 때문에 '인생의 영양실조'에 걸리는 셈이다.

  이 책을 쓴 데는 크게 두 가지 목적이 있다. 첫째, 뼈와 연골의 정상적인 운동과 노화에 대한 지식을 배워 건강에 얽힌 미신을 스스로 뿌리치는 힘을 기르는 것이다. 이를 위해 양질의 정보를 엄선해 독자가 기억하기 쉽게 정리하고, 비논리적인 근거를 꿰뚫어 보는 방법을 설명한다. 둘째, 획득한 지식을 응용해 현실적이며 효율적인 노화 대책을 생각하는 힘을 기르는 것이다. 이를 위해 논리적인 사고방식을 이해하기 쉽게 설명하려고 한다. 이 두 가지 목적을 달성할 수 있다면 이 책을 다 읽은 다음 평생에 걸쳐 독자 스스로 올바른 정보를 선별해 흡수하고 올바른 판단을 내릴 수 있는 소양이 갖추어질 것이다.

차례

한국어판 출판을 앞두고	005
머리말	009

제1장

노화와 뼈·연골의 약체화

01	사람은 태고로부터 '불로불사'의 열망이 강했다	018
02	인류가 체험한 적 없는 고령화 선진국, 일본	023
03	노화 문제는 장수의 증거	028
04	고령화에 따라 급증하는 갖가지 질병	032
05	폐용증후군, 장기간 와병생활을 하면 어떻게 될까?	035
06	노화에 동반되는 뼈의 질병 1, 골다공증	039
07	노화에 동반되는 뼈의 질병 2, 잇몸병	043
08	노화에 동반되는 뼈의 질병 3, 퇴행성관절염	047
09	와병생활을 하지 않기 위해	052

제2장
노화는 어떻게 일어나는가

10 세균, 영원한 생명의 비밀	056
11 인간은 왜 늙는가?	061
12 죽음의 적극적인 의미	067
13 인간의 영원한 생명은 가능한가?	070
14 생리적 노화와 병적 노화	075

제3장
뼈의 역할과 구조를 분석하라

15 뼈의 역할 - 형태를 유지한다	080
16 뼈의 역할 - 근육의 힘을 전달한다	083
17 뼈의 역할 - 내장을 보호한다	086
18 뼈의 역할 - 칼슘 저장고	089
19 뼈의 역할 - 혈액을 만든다	092
20 뼈의 생성 과정 - 뼈는 철근콘크리트	095
21 뼈의 구조 - 연골 내 골화, 연골에서 뼈가 만들어진다	098
22 뼈의 구조 - 혈중 칼슘 농도를 일정하게 유지한다	101
23 뼈의 구조 - 리모델링으로 뼈는 늘 파괴된다	104
24 뼈의 생리적인 노화	107
25 뼈의 병적 노화를 촉진하는 원인	110

제4장

연골의 역할과 구조를 분석하라

26 연골의 역할 – 쿠션과 경첩 두 가지 기능   114
27 연골의 생성 과정   118
28 연골의 생리적인 노화   121
29 연골의 병적 노화를 촉진하는 원인   124

제5장

오류투성이 '건강 상식'

30 지나친 다이어트는 건강에 좋지 않다   128
31 잘못된 다이어트에 주의하라   131
32 살이 찌면 좋을까?   134
33 운동, 부족해도 지나쳐도 건강에 좋지 않다   137
34 영양제, 정말로 필요할까?   140
35 연골용 영양제, 정말로 효과가 있을까?   143
36 다이어트 부작용, 영양제로 막을 수 없다   146
37 기호품은 적당히 즐기는 정도로만   149
38 '불역'과 '유행'을 착각하지는 않았나   152
39 언론 보도와 현실의 괴리   155
40 줄기세포 치료의 허와 실   158

제6장
뼈와 연골을 튼튼하게 하는
식사·운동·생활습관

41	뼈를 튼튼하게 하는 식사 - 현명한 칼슘 섭취법	166
42	뼈를 튼튼하게 하는 식사 - 현명한 비타민 D 섭취법	169
43	뼈를 튼튼하게 하는 식사 - 현명한 단백질 섭취법	172
44	뼈를 튼튼하게 하는 식사 - 현명한 비타민 K·C 섭취법	175
45	뼈를 튼튼하게 하는 식사 - 현명한 마그네슘·미량원소 섭취법	178
46	뼈를 튼튼하게 하는 운동 - 현명한 걷기 운동	181
47	뼈를 튼튼하게 하는 생활습관 - 현명한 기호품 즐기기	184
48	뼈를 튼튼하게 하는 생활습관 - 현명한 잇몸병 예방법	187
49	연골을 튼튼하게 하는 식사 - 현명한 비만 예방법	191
50	연골을 튼튼하게 하는 운동과 생활습관	194
51	'만병통치약' 따위는 존재하지 않는다	198

맺음말	201
역자 후기	205

제1장
노화와 뼈·연골의 약체화

長壽革命

01 사람은 태고로부터 '불로불사'의 열망이 강했다

노화는 인간에게 가깝고도 절실한 문제다. 누구도 노화와 그 앞에 놓인 죽음을 피할 수 없다. 영원한 생명을 실현하기 위한 갖가지 방책이 지금까지 여러 사람에 의해 연구되어 왔지만 하나같이 실패로 끝나고 말았다. 영생을 얻고자 한 사건 중 역사적으로 가장 유명한 사건으로는 여러분도 잘 알겠지만, 기원전 진나라 시황제가 불로불사약을 찾아 각지로 사람을 보냈다는 이야기가 있다.

진시황이 '불로초'라는 이름으로도 알려진 만병통치약을 찾아 서복(徐福)이라는 인물을 동방으로 파견했다는 이 이야기는, 사마천의 『사기』에도 나온다. 서복이 향한 곳은 봉래국(蓬萊國)으로, 봉래국이 현재의 일본이라고 추정하는 학자도 있다. 그 증거로 일본 각지에는 지금도 서복에 관한 전설이 남아 있고, 서복의 자손이라고 주장하는 사람들도 있다. 그러나 『사기』에 따르면 서복이 실제로 여정에 올랐는지 아닌지도 미심쩍으며, 애초에 서복 사신은 불로불사약의 존재 자체를 의심했다고 한다. 결국 서복은 불로불사약을 가지고 돌아오지 않았다.(참고로 우리나라 제주도 서귀포시 정방동에도 일본과 유사한 서복 전설이 남아 있으며 그 전설을 바탕으로 건립된 '서복 전시관'도 있다 — 옮긴이)

시황제의 노화와 죽음에 대한 공포는 만년에 이를수록 심해져 신선의 술법을 구사한다고 주장하는 수상한 방사(方士)들을 중용하기도 했다. 불로장생에 효과가 있다는 말을 듣고 시황제는 그들이 조합한 선단을 복용했다. 하지만 이 선단은 수은을 원료로 한 것으로, 수은 중독을 일으켜 불로불사는커녕 그의 명을 재촉했다. 이 이야기를 듣고 시황제를 무지하고 어리석다고 생각하는 사람이 많을 것이다. 그러나 선단을 다른 것으로 바꾸어 생각하면 정도의 차이는 있을지언정 현대를 사는 우리에게도 결코 남의 이야기가 아니다. 진시황 이야기에는 그저 웃어넘길 수 없는 귀중한 교훈이 담겨 있다.

불로불사의 열망에 대한 다른 이야기를 좀 더 살펴보자. 일본에는 '젊음의 샘'에 관한 옛날이야기가 전해진다. 숯을 구우러 산에 들어간 할아버지가 샘을 발견했다. 이 샘물을 마신 할아버지는 젊어져 청년이 되어 집으로 돌아왔다. 할아버지의 이야기를 듣고 부러움에 몸이 단 할머니는 할아버지에게 길을 물어 그 샘으로 갔다. 그런데 욕심 많은 할머니가 샘물을 너무 많이 마셔 아기가 되어 버렸다는 게 이야기의 줄거리다. '젊음의 샘'도 일종의 만병통치약이다. 찾아보면 세계 각지에서 이와 비슷한 이야기를 찾아볼 수 있다. 하지만 아쉽게도 지금까지 사람을 젊게 만드는 물이 솟아나는 샘은 발견되지 않았다.

이 밖에 그림 동화에는 〈뱀이 선물한 세 장의 나뭇잎〉이라는 이야기가 나온다. 어느 나라에 자신이 죽으면 함께 죽어 줄 사람과 결혼하겠다는 공주가 있었다. 하지만 자신의 목숨을 선뜻 걸고 신랑이 되겠다고 나서는 이가 없었다. 그때 용기 있는 젊은이가 나타나 공주의 조건을 받아들이고 부마가 되었다. 얼마 뒤 공주가 병으로 허무하게 죽어 버렸다. 임금님은 공주의 시신과 함께 젊은이를 산 채로 무덤에 매장했다. 무덤 속에서 모든 것을 포기하고 있는 젊은이 앞에 커다란 뱀이 나타나 공주의 시신으로 다가갔다. 젊은이는 공주의 시신에 범접하지 못하도록 뱀을 세 동강 내 죽였다. 그때 홀연히 또 다른 뱀이 나타나 난도질 당해 죽은 뱀의 상처에 세 장의 잎사귀를 올려 두고 사라졌다. 그러자 토막 난 몸이 도로 붙더니 뱀이 다시 살아났다. 신비한 잎을 손에 넣은 젊은이는 병으로 죽은 공주를 되살렸고 둘은 다시 왕궁으로 돌아가 부부로 살기 시작했다. 하지만 얼마 지나지 않아 다른 남자와 정을 통한 공주는 젊은이를 멀리하더니 급기야 바다에 떠밀어 죽이고 말았다. 그러자 젊은이의 시종이 신비한 잎을 써서 젊은이를 살렸고, 살아난 젊은이는 공주와 그 불륜 상대를 응징한다는 이야기다.

고대에 뱀은 허물을 벗을 때마다 재생해 새로운 생명을 얻는 불로불사의 동물이라 여겨졌다. 그래서 이 같은 이야기가 만들어졌을 것이다. 그러나 뱀의 딜피는 그저 묵은 허물이 벗겨 나갈 따름으로, 재생과는 아무런 관계가 없다. 물론 뱀에게는 유한한 생명밖에 없고 '신비한 잎사귀' 같은 만병통치약도 발견되지 않았다.

불로불사의 미신

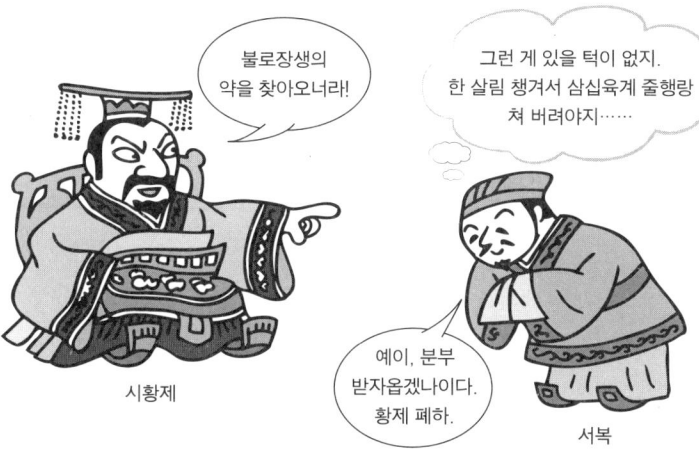

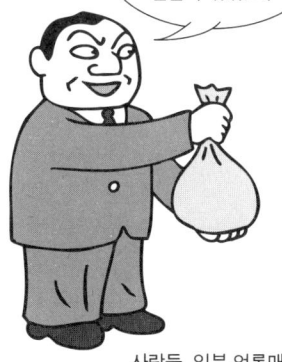

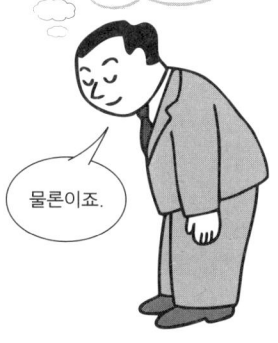

서복과 시황제의 이야기도, '젊음의 샘'과 '세 장의 나뭇잎' 이야기도 그 밑바탕에는 노화와 그 너머에 있는 죽음을 두려워하고 영원한 생명과 재생을 추구하는 인간의 강한 염원이 면면히 흐른다. 그 열망은 역사를 되풀이하며 시대 상황에 맞게 조금씩 형태를 바꾸며 일종의 미신으로 우리 사회에 등장했다. 인간들은 그때마다 '옳다구나' 하고 그 미신에 덤벼들었다.

　최근에는 인체의 어떤 부분이라도 만들 수 있다는 '배아줄기세포(ES세포)'와 일본 연구원이 특수한 방법으로 만든 배아줄기세포의 일종인 '유도만능줄기세포(iPS세포)'가 화제가 되고 있다. 이들 세포는 실험실의 특수한 조건하에서 다양한 종류의 세포로 분화할 수 있다. 그리고 이들 세포를 활용한 '재생의료'와 '복제 인간'이 지금 당장이라도 불로불사를 실현할 것 같은 이야기가 여기저기서 솔솔 새어 나오고 있다. 그렇지만 아쉽게도 현재의 기술력으로 인간의 불로불사 실현은 어렵다. 그 이유는 뒤에 찬찬히 설명하겠다.

　어떤 경우에든 불로불사 이야기에 무턱대고 덤벼들지 않는 신중함이 중요하다.

Point
1　인간은 노화와 그 너머에 있는 죽음을 피할 길이 없다.
2　불로불사에 관한 갖가지 미신은 사실로 입증된 적이 없다.
3　재생의료도 인간복제도 불로불사를 실현하지 못한다.

02 인류가 체험한 적 없는 고령화 선진국, 일본

노화에 관한 관심은 장수의 증거이기도 하다. 언론에도 떠들썩하게 보도되어 아는 사람이 많겠지만, 일본은 세계 최고의 장수국이다. 2006년 통계에 따르면 남성의 평균 수명은 79.0세로 세계 2위, 여성의 평균 수명은 85.8세로 당당히 세계 1위를 차지했다.(2009년 기준 통계청의 발표에 따르면 한국인의 평균 수명은 남성 73.9세, 여성 84.8세라고 한다 ─ 옮긴이) 통계에 따르면 일본에서 100살 이상의 고령자(이런 분들을 백수자 또는 백세인이라 하며 영어로는 'centenarian'이라 한다)는 2007년 기준으로 3만 2000명을 넘어섰다. 몇십 년 사이에 무려 네 배 가까이 늘어난 것이다. (2010년 8월 NHK의 보도에 따르면 일본 전국에서 주민등록상으로는 존재하지만 소재가 확인되지 않은 100세 이상 고령자가 58명에 이른다고 한다. 소재 불명 고령자가 생긴 원인은 가족이 정부가 고령자에게 지급하는 연금을 사망 후에도 계속 받기 위해 사망신고를 하지 않거나, 혼자 살다 세상을 떠나 사망신고가 이루어지지 않은 경우가 대부분이다. 실제로 2010년 100세가 넘은 어머니의 노령연금에 기대 살던 70대 딸이 사망신고를 하지 않고 장례도 치르지 않은 채 어머니의 시신을 자택에 방치해 백골이 된 이후 발견되는 사건이 발생하기도 했다 ─ 옮긴이)

일본의 의료 제도에 관해서는 언론에서 이런저런 문제점을 지적하고 있고, 개선해야 할 부분이 있는 것도 사실이다. 하지만 수명 연장이 의료 제도의 커다란 목표 중 하나라는 관점에서 보면 일본의 의료 제도는 세계적인 수준에서 봐도 대단히 우수한 시스템이다. 반대로 미국의 의료 제도는 각종 언론에서 우수성을 선전하고 있지만, 이는 어디까지나 상위 1퍼센트, 즉 부유층의 의료 수준만 놓고 본 결과다. 미국 전체를 보면 건강보험이 없는 사람이 4000만 명 이상으로, 보편적으로 누려야 마땅한 사회 기반으로서의 의료 제도는 붕괴되고 있다. 최근에야 겨우 전 국민을 대상으로 한 건강보험 가입을 목표로 한 법안이 성립된 참이다. 대다수의 미국 병원 응급실은 건강보험이 없어 통상적인 외래 진료로는 예약을 하지 못해 의사의 진료를 받지 못하는 환자들로 넘쳐나다 보니, 본래의 기능이 마비된 상태다. 그 때문에 시급한 응급 치료를 필요로 하는 환자들이 제때 필요한 처치를 받지 못하는 본말전도 사태가 일어나기 일쑤다.

저자는 실제로 미국에서 7년 가까이 살았는데, 평범한 일반 사람들을 대상으로 한 의료 체제에서는 우수한 점을 전혀 찾아볼 수 없었다. 특히 미국이 우수하다고 자부하는 부분 역시 눈에 불을 켜고 살펴봤지만 왜 그렇게 높은 평가를 받는 건지 도무지 이해할 수 없었다.(유일하게 예방의학은 제도적으로 잘 뒷받침되어 있어 여타의 국가보다 우수하다고 생각한다) 외래진료실의 긴 대기 시간(예약을 해도 두세 시간 기다리는 게 기본이다), 비싼 의료비

(폐렴으로 일주일만 입원해도 1000만 원 가까이 든다), 보험 회사의 불합리한 사정(査定)(미국 건강보험은 고령자와 저소득자 보험을 제외한 나머지 경우는 민간 보험회사가 운영한다. 그 때문에 당연한 치료를 받고도 전액 자비로 지불해야 하는 경우가 대다수다)에 경악했다. 치과 역시 실제로 일반 치과의원에서 치료를 받아 보았지만 특별히 기량이 뛰어나다는 느낌은 받지 못했다. 오히려 대기 시간이 길고 단가가 비싸며 보험회사의 불합리한 사정으로 인해 같은 불만만 남았다.

이상의 이야기로도 알 수 있듯 겉보기에 번지르르한 최첨단 의료만을 강조하는 미국의 의료 제도는 일본의 의료 제도에 미치지 못한다. 이 같은 결론은 언론의 보도와는 반대로, 의료 체계 전체를 객관적으로 바라본 결과다. 세계 최장인 일본인의 평균 수명이 언론의 보도를 반증하는 하나의 객관적인 증거라고 볼 수 있다.(미국국립보건통계센터의 발표에 따르면 2001년 미국인의 평균 수명은 남성이 74.4세, 여성이 79.8세라고 한다. 2010년 기준으로 미국인의 평균 수명은 OECD 가입국 중 24위로 낮은 편이다. 비만과 각종 성인병으로 20년 전에 비해 미국인의 평균 수명이 단축되었다는 연구 결과가 발표되기도 했다 — 옮긴이)

특수한 사례를 들어 미국 의료를 치켜세우는 언론의 보도를 보며 관계자들이 어떠한 의도로 그러한 기사를 작성하는지 의문스러울 따름이다. 도무지 균형 잡힌 비교라고 생각할 수 없다. 겉모습에 현혹되어 실체를 간과해서는 안 될 것이다.

고령화 선진국 '일본'

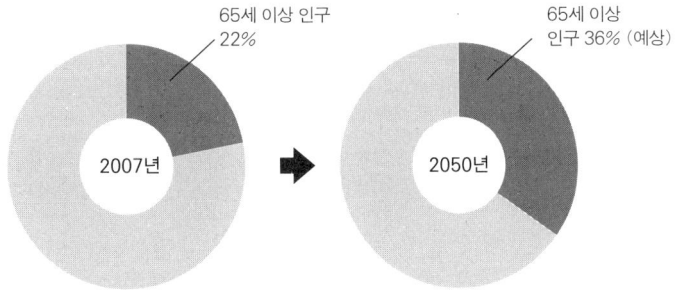

통상적으로 고령자는 65세 이상을 가리키는데, 이 기준으로 보면 일본의 고령자 인구는 2007년에 이미 22퍼센트에 이르렀다. 대개 고령자의 비율이 7퍼센트를 넘으면 '고령 사회'라고 하는데, 22퍼센트를 훨씬 웃도는 일본은 '초고령 사회'라고 불려도 하등 이상하지 않다. 게다가 2050년에는 고령자의 비율이 전 인구의 36퍼센트에 달할 것으로 추측된다.

전세계적으로 선진국에선 고령화가 진행 중인데, 특히 일본은 유럽과 미국보다 몇 배나 빠른 속도로 고령화가 진행되고 있으며 이미 세계 최고 수준을 경신했다. 일본은 이른바 고령화 신진국으로, 인류가 여태까지 체험한 적 없는 미지의 영역으로 돌입하고 있다.

선진화된 사회에서 고령화는 피할 길 없는 하나의 운명으로 여겨진다. 선진화된 사회에서는 경제, 식량, 위생, 의료, 교육 등 여러 가지 요인이 복합적으로 맞물려 고령화가 촉진된다. 따라서 일본은 그 대응 방식을 포함해 고령화 선진국의 선행 사례로서 고령화가 진행 중인 국가들과 장차 고령화가 진행될 나라들의 주목을 받고 있다.

동경대학 전 총장인 고미야마 히로시[小宮山宏] 교수는 고령화 선진국인 일본이 해당 분야를 연구하고 대책을 수립해 나가는 과정에서 세계 표준을 정립하고 그것을 바탕으로 새로운 국제 시장과 산업을 창출하고 세계에 공헌할 수 있으리라고 늘 강조했다. 고령화를 보는 시각은 아무래도 비관적이고 부정적이기 십상이지만, 고령화를 기회로 보려는 그의 긍정적인 태도는 매우 건설적인 것으로, 마땅히 주목해야 한다. 고령화를 피할 도리가 없다면, 다시없는 기회로 보고 현명하게 이용하려는 자세가 중요하다. 그러므로 일본을 고령화 선진국으로 보는 긍정적이고 적극적인 사고방식이 요구된다.

Point

1 일본은 세계 유수의 장수국.
2 일본은 이미 초고령화 사회에 돌입해 인구의 22퍼센트가 65세 이상의 고령자.
3 일본은 고령화 선진국으로서 전 세계의 주목을 받고 있다.

03 노화 문제는 장수의 증거

선진국에서 고령화가 가속화되고 있는 원인으로는, 앞에서 살펴보았듯 다양한 요소가 지적되고 있다. 그중에서도 중요한 것으로 기아 극복과 더불어 감염병 통제를 꼽을 수 있다. 20세기 전반에는 결핵이 젊은이들의 사인 중 큰 부분을 차지했다. 결핵은 유명한 독일의 세균학자인 로베르트 코흐(Heinrich Hermann Robert Koch, 1843~1910)가 발견한 결핵균이라는 세균 감염에 의해 발생한다. 결핵균은 온몸에 감염될 수 있는데, 특히 폐에 감염되는 폐결핵, 척추에 감염되는 결핵성 척추염이 유명하다. 그리 오래지 않은 옛날, 결핵은 죽음의 병으로, 두려움의 대상이었다. 항생물질이 개발되지 않아 효과적인 치료법이 없던 시절, 결핵에 의한 감염과 결핵이 초래하는 죽음은 운명이 정한 생명의 잔혹한 한계로, 감수성이 풍부한 젊은이들의 마음에 커다랗게 어두운 그림자를 드리워 문학과 예술 활동에 막대한 영향을 미쳤다.

미국의 저명한 평론가이자 수잔 손택(Susan Sontag, 1933~2004)이 쓴 『은유로서의 질병』은 인간의 대표적인 질병이 가진 문학적이고 사회적인 심상을 세밀하게 분석했다. 그중에서 토마스 만(Thomas Mann, 1875~1955, 바이마르 공화국의 양심으로 1929년 노

노화의 양면성

20세기 전반까지

감염병

단명
노화 없이 죽음을 맞이한다.

→ **항생물질 등장**
공중위생 ⬆
영양상태 ⬆ →

현재

뇌혈관 질환
심장 질환

장수
노화에 동반되는 문제도 덩달아 증가한다.

벨 문학상을 수상 ― 옮긴이)의 소설 『마의 산』 등의 기술을 인용해 결핵에는 현실과 반대되는 일종의 낭만적인 이미지가 있으며, 생명을 빠르게 연소시켜 생명의 가치를 도드라지게 하며, 정신을 고양시키는 인상이 있다고 지적했다.

결핵에 걸려 생명을 잃은 저명한 문학가나 예술가는 일본의 시인인 마사오카 시키(正岡子規, 1867~1902), 화가인 아오키 시게루(青木繁, 1882~1911) 등 이루 헤아리기 힘들 정도로 많다. 그중에서도 내가 결핵이라는 단어를 듣고 제일 먼저 떠올린 것은 결핵에 희생되어 요절한 여동생 도시코를 노래한 미야자와 겐지(宮沢賢治, 1896~1933, 일본의 국민작가로 애니메이션 『은하철도 999』

의 원작 소설인 『은하철도의 밤』을 지었다 ― 옮긴이)의 시 중 한 구절이다. 미야자와 겐지의 시는 죽은 이를 기리는 만가 중 최고의 걸작이 아닐까 한다. 그 시를 지은 미야자와 겐지 자신도 결국 결핵으로 쓰러져 37세로 생을 마감했다.

어쨌든 그 후 항생물질의 개발, 공중위생의 발달과 더불어 영양 상태가 개선되면서 결핵으로 인한 사망자는 급격히 감소했다. 요즘 선진국에서 젊은 나이에 결핵으로 사망하는 사람은 매우 드물다. 일본은 선진국 중에서 예외적으로 결핵이 많이 발생하는 나라이지만, 그래도 결핵으로 목숨까지 잃는 젊은이는 소수에 불과하다.

대신 최근에는 뇌혈관 질환과 암, 심장 질환으로 사망하는 사람이 증가하고 있다. 그중에서도 특히 암은 최근 그 비율이 급격히 증가하는 추세다. 현재 암은 사인의 거의 3분의 1을 차지해 국민적인 질병으로 인지되며 사람들을 불안에 떨게 한다. 아마 여러분 주위에도 암으로 돌아가신 분이 있지 않을까 한다.

앞서 언급한 『은유로서의 질병』 중에서 손택은 영국 출신으로 미국의 유명한 시인이 된 위스턴. H. 오든(Wystan Hugh Auden, 1907~1973)의 시 『미스 지(Miss Gee)』 등의 기술을 들며, 암의 문학적이고 사회적인 이미지는(백혈병은 예외지만) 결핵과 반대로 낭만적인 요소 없이 부정적인 이미지로 가득하다고 분석했다.

그러나 암으로 죽는 사람이 늘어서 불행하다고는 한마디로 잘라 말할 수 없다. 왜냐하면 암으로 죽는 사람이 늘어난 큰 원인 중 하나는 노화, 다시 말해 수명이 연장되었기 때문이다. 그런 까닭에 암에 걸리기 전에 많은 사람이 감염병으로 젊은 나이에 세상을 떠났던 과거와 직접 비교할 수 없는 것이다. 노화에 이르는 것은 그때까지 수명이 다했기 때문이다. 그러므로 결과적으로 노화만 보고 고령화된 현대 사회를 부정적으로 받아들이는 것은 균형 잡히지 않은 사고방식이다.

사람은 누구나 다 오래 살기를 바란다. 우리는 늙고 추해질까 봐 두려워 "오래 살면 욕된 일도 많다(壽則多辱)"라고 입버릇처럼 뇌까리지만 그러면서도 속으로는 오래 살고 싶어 한다. 이 문장 뒤에는 "길어도 마흔까지의 삶을 잣대로 삼아야 하느니라"라는 문장이 이어진다. 이 문장이 실려 있는 『쓰레쓰레구사[徒然草]』(중세 일본의 문학가인 요시다 겐코의 수필집 — 옮긴이)를 쓴 겐코[兼好] 법사는 당시로서는 상당히 장수한 일흔 살까지 살았으니 아이러니한 일이다. 어쨌든 노화는 장수의 증거라는 양면성을 이해하고 파악하는 것이 중요하다.

Point

1 기아 극복과 감염병 관리가 고령화에 공헌했다.
2 지금은 감염병을 대신해 뇌혈관 질환, 암, 심장 질환이 증가하는 추세다.
3 이들 질환이 늘어난 것은 장수의 증거다.

04 | 고령화에 따라 급증하는 갖가지 질병

 나이가 들어 늙다 보면 갖가지 질병에 걸리게 마련이다. 어느 통계에 따르면 여든 살이 되면 평균 여덟 종류의 지병을 가지고 살게 된다고 한다. 이 통계로 미루어 보아 노화는 다양한 질병의 초기 상태를 일으킨다고 추정할 수 있다. 노화가 질병을 일으킨다는 확실한 예로, 앞서 살펴본 사인의 상위를 차지하는 뇌혈관 질환, 암, 심장 질환 등으로 대표되는 질병의 증가를 들 수 있다. 따라서 고령자의 질병에 대해서는 현재 주류인 장기별로 고도로 전문화된 의료 체제와 별개로, 고령자의 특징을 이해한 종합적인 접근이 필요하다.

 이는 현대인이 생물학적으로 설계된 수명을 크게 웃도는 수준까지 살게 되면서 나타난 새로운 숙명이다. 일본인의 평균 수명은 에도, 메이지, 다이쇼 시대에는 마흔 살 언저리였으며 제2차 세계대전이 끝난 이후에야 가까스로 쉰 살을 넘겼다. 현재 일본인의 평균 수명을 볼 때, 그 후 현대에 이르기까지 수명 연장이 일마나 가공할 만한 것인지 알 수 있다.

 뇌혈관 질환, 암, 심장 질환은 생명과 직접 관계가 있고 직접 수명을 단축하는 질환으로, 그 심각성을 독자에게 굳이 설명할 필요는 없으리라 본다. 사실 어떤 의미에서 그보다 성가신 문

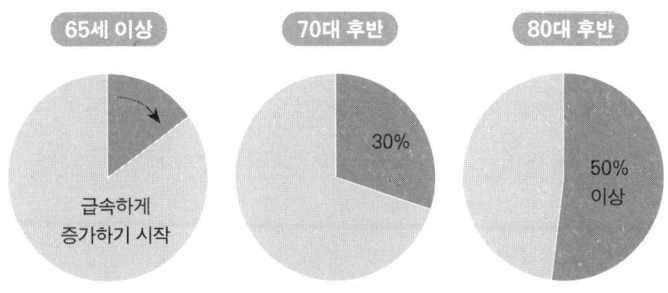

단순한 수명 연장이 아닌 QOL이 높은 건강 수명을 늘리는 것이 중요하다.

제는, 수명보다 삶의 질(quality of life, QOL)을 저하시키는 질병이다. 기껏 장수하더라도 병으로 생긴 장애가 일상적인 활동을 방해한다면 삶의 기쁨은 건강할 때에 비해 급격하게 저하된다.

지금까지 의료는 환자보다 병에 초점을 맞추어 고려돼 왔다. 객관적인 수치를 중시하고 엑스레이나 CT 촬영 등 영상 데이터나 혈액 및 소변 검사 결과를 평가의 주요 지표로 삼았다. 그 때문에 자칫 환자의 생명 기능이나 만족감을 간과하는 측면이 없지 않았다. 이러한 의료 방식은 어떤 의미에서 큰 효과를 발휘했다. 다시 말해 통계상 수명을 연장시킨다는 목적에서는 커다란 성과를 거두었다. 그 성과는 오늘날 일본의 초고령화 사회라는 결과로 나타났다.

그런데 고령화와 함께 만성 질병 환자가 늘어남에 따라 그저 수명을 연장하는 것뿐 아니라, 환자의 생활 기능 및 주관적인 만족감을 의학의 주요 지표로 인식해야 한다는 움직임이 생겨나기 시작했다. 그것이 바로 QOL 사고방식이다.

한 통계에 따르면 65세를 넘긴 시점부터 건강한 사람의 비율이 줄고 간병이나 의료를 필요로 하는 사람의 비율은 차츰 늘어나며, 70대 후반이 되면 절반 이상의 사람이 간병이나 의료를 필요로 한다고 한다.

사람이 건강하게 활동하고 생활하는 기간을 '건강 수명'이라고 한다. 단순히 연령으로서의 수명을 연장시킬 뿐 아니라, 삶의 질이 높은 건강 수명을 연장시키는 것이야말로 초고령화 사회의 참된 목표일 것이다. 그러므로 단순한 연령의 수학이 아닌 건강 수명이 중요하다.

 Point

1   여든 살이 되면 평균적으로 여덟 종류의 지병을 갖는다.
2   QOL(삶의 질)을 저하시키는 질병이 골치 아픈 것이다.
3   QOL이 높은 건강 수명을 늘리는 것이 중요하다.

05 폐용증후군, 장기간 와병생활을 하면 어떻게 될까?

장기간 움직이지 못해 심신의 활동성이 저하되어 일어나는 병적인 상태를 전문용어로 폐용증후군이라 한다. '폐용(廢用)'이란 '쓰지 못하게 됨'을 이르는 말이다. 골절로 긴 시간 자리에 누워 운동을 하지 않으면 건강하던 사람이라도 일주일 후 10퍼센트 이상 근력이 떨어진다. 3주가량 지나면 관절이 굳어 버려 굽히기 힘들어진다.(이를 '구축' 또는 '관절구축'이라고 한다)

나는 중학생 시절 종아리뼈가 부러져 한 달가량 깁스를 한 적이 있다. 그때 발목 관절을 함께 고정했다. 강제적으로 관절을 안정시키는 상태를 만든 셈이다. 한 달 후에 깁스를 풀자 근육이 홀쭉하게 야위고 관절은 돌처럼 단단하게 굳어 전혀 움직일 수 없었다. 이같이 위축된 근육을 원래대로 되돌리고 부자유스럽던 관절을 다시 자유롭게 움직이게 되기까지는 팔팔했던 한창 나이에도 족히 몇 달은 걸렸다.

안정 상태에서는 뼈를 부수는 '파골세포(용골세포)'의 활동성이 높아져 뼈가 흡수돼 뼈의 양이 빠른 속도로 줄어든다. 가장 극단적인 예로, 무중력 상태에서 생활하는 우주비행사의 뼈는 그 양이 매우 빠른 속도로 감소하는 것으로 밝혀졌다.

어쨌든 오랫동안 육체적인 안정 상태를 유지하면 심장과 폐

기능도 떨어진다. 건강한 사람이라도 3주가량 육체적으로 안정을 취하면 폐 활동이 10퍼센트 이상 떨어진다. 소화기관의 기능도 떨어져 식욕이 저하되고 변비가 생기기 쉽다. 신경계에도 이상이 생긴다. 운동으로 인한 자극이 감소해 평형감각이 저하될 뿐 아니라 정신 활동이 줄어들어 두뇌 회전이 느려져 치매 같은 상태가 촉진된다.

이같이 골절상을 입어 운동을 하지 않으면 갖가지 신체적, 정신적 악영향이 나타난다. 설령 건강하던 사람이라도 안정 상태에서는 앞서 언급한 대로 여러 가지 기능이 저하되는 판국에, 노화로 기초적인 능력이 저하된 고령자는 안정의 악영향으로 폐용증후군이 보다 현저하게 나타나기 십상이다. 그 악영향으로 고령자의 활동 저하가 한층 더 심각해지고, 폐용증후군이 악화돼 원상태로 되돌아가지 못하는 악순환이 이루어져 그대로 자리에서 일어나지 못하고 와병생활(臥病生活)을 이어가는 경우가 많다. 일본에서 고령자가 와병생활을 하게 되는 원인의 약 10퍼센트가 골다공증에 기인한 골절로 추측된다. 일단 거동이 불편해지면 생활의 질은 최악의 상태로 떨어진다. 더욱이 무서운 것은 5년 이상 와병생활을 한 경우, 많은 사람이 폐렴 등으로 사망했다는 사실이다. 특히 여든 살을 넘긴 고령자의 경우 1년 이내의 짧은 기간에 대다수가 사망했다.

이상의 이야기로도 알 수 있듯 고령자의 와병생활은 단순히 일시적인 상태가 아니라 목숨을 잃을 때까지 계속되는 무시무

장기간 요양 생활을 하면

연골 질환으로 걸음걸이가 불편해진다.

⬇

폐용증후군으로 심신의 기능이 저하된다.

⬇

거동이 더욱 불편해진다.

⬇

악순환에 빠져 원래 상태로 돌아가지 못하고 와병생활을 하게 된다!

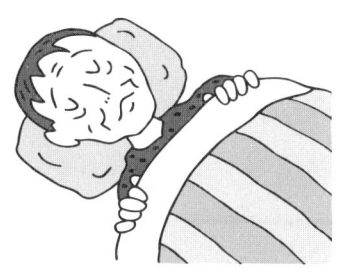

폐용증후군

정의 장기간의 요양 생활로 심신의 활동성이 저하된 병적인 상태

근육
일주일만 누워 지내도 약 10퍼센트의 근력이 저하된다.

관절
3주간 누워 지내면 관절이 굳어서 굽히기 힘들다.

뼈
며칠만 누워 지내도 골 흡수가 시작된다.

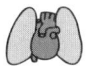
심폐
3주간 누워 지내면 기능이 10퍼센트 저하된다.

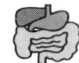
소화기
소화흡수 기능이 저하돼 식욕 부진, 변비가 나타난다.

신경
평형감각과 정신활동이 저하된다.

시한 파급력을 지닌다. 따라서 고령자의 와병생활은 치명적인 병과 동등하게 보아야 마땅하다. 따라서 중대한 병으로 받아들이고 적극적으로 대처해야 한다. 고령자는 폐용증후군에 충분한 주의를 기울일 필요가 있다.

Point

1. 장기간의 요양 생활로 폐용증후군이 일어난다.
2. 고령자의 경우 폐용증후군은 완전한 와병생활로 이어지는 경우가 많다.
3. 고령자가 와병생활을 하게 되는 원인 중 10퍼센트가 골다공증으로 인한 골절이다.

06 노화에 동반되는 뼈의 질병 1, 골다공증

고령화에 따라 나타나는 질병 중 우리가 매일 움직이거나 식사를 하는데 반드시 필요한 '운동기관'이라 부르는 뼈와 연골에 관련된 질환이 폭발적으로 늘어나고 있다. 고령화에 동반되는 질병 중 가장 유명한 것이 골다공증이다. 현재 일본에서 골다공증을 앓는 사람의 수는 전 인구의 10퍼센트에 이르며, 줄잡아 1000만 명으로 추정된다. '국민병'이라고 해도 좋을 정도의 수치다.(우리나라의 경우 2009년에 발표된 제4기 3차년도 국민 건강 영양 조사에 따르면, 골다공증 발병률은 50세 이상 남성 8.1%, 여성 38.7%로 여성이 남성에 비해 4배 이상 높다. 연령이 높아질수록 발병률은 높아져 여성의 경우 50대 14.6%, 60대 39.1%, 70대 68.2%, 남성의 경우 70대 이상에서는 20% 수준이다 ― 옮긴이)

골다공증은 쉽게 말하면 '뼈에 구멍이 숭숭 생겨 엉성해진 상태'라는 의미다. 좀 더 자세히 설명하면 뼈의 양과 질이 저하되어 뼈가 물러지고 그 때문에 골절 위험이 높아진 상태를 가리킨다. 예를 들어 뼈의 양이 2분의 1이 되면 뼈의 역학적 강도는 4분의 1로 감소한다. 뼈의 양은 20~40세쯤 최대치에 도달했다가 이후 완만하게 저하된다. 특히 여성의 경우 노화의 한 과정인 폐경 후 여성호르몬인 에스트로겐이 줄어듦에 따라 뼈의 양이 급격히 감소한다. 뼈의 양이 일정선 이하로 줄어들면 뼈가 너무 물러져 살짝 넘어지기만 해도 골절상을 입는다.

나이가 들면 신체 기능이 저하되어 넘어지기 쉬운데, 고령자의 경우 연간 20퍼센트가량이 넘어진다고 한다. 넘어진 고령자 중 70퍼센트는 낙상을 입고, 그중 10~20퍼센트가 골절을 당한다. 골다공증이 원인인 골절 중 가장 위험한 대퇴골 경부골절(넓적다리의 연결 부분에 일어나는 골절)의 90퍼센트 이상은 넘어져서 생긴다. 고령자의 낙상은 건강에 영향을 미치는 무시무시한 위험성을 내포하고 있으므로 충분한 예방이 필요하다.

젊은이의 경우 골절은 그리 심각한 부상이 아니다. 실제로 사고를 당하거나 과격하게 운동을 하다가 골절상을 입은 사람이 많다. 나 역시 중학생 시절 운동회에서 모래싸움이라는, 글자 그대로 100킬로그램이 넘는 모래 속에 들어가 서로 모래를 빼앗는 야만적인 경기를 하다가 십여 명의 반 친구 아래에 깔려 왼쪽 다리의 비골(종아리뼈)이 부러진 적 있다. 격렬한 통증은 차치하고, 젊을 때라면 골절을 정복(整復, 골절이나 탈구 등을 본디 상태로 바로잡음 — 옮긴이)해서 깁스를 하고 목발을 짚고 한 달만 지나면 가골(假骨)이라는 연골과 뼈로 이루어진 조직이 생겨 부러진 부분을 이어 주기 때문에 깁스를 풀고 서서히 몸부게를 실어 걸을 수 있게 된다.

그런데 고령자의 골절은 간단히 해결되지 않는다. 나이를 먹으면 젊은 시절처럼 골절이 금세 회복되지 않는다. 노화에 따

골다공증

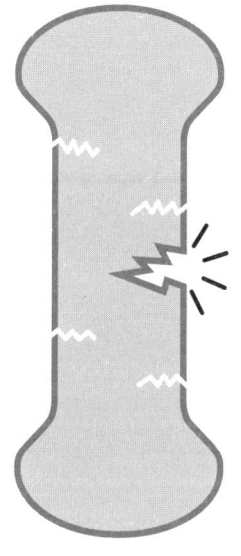

골다공증

- 뼈의 양과 질이 저하되어 골절이 일어나기 쉬운 상태.
- 일본 인구의 10퍼센트가 앓고 있다.
- 노인의 거동이 불편해지는 원인의 10퍼센트를 차지한다.

골절을 입어 당분간 보행이 불편해져도 언젠가 낫기만 한다면 별 문제 없지 않을까?

천만의 말씀! 고령자에게는 치명적.

라 몸의 치유력이 떨어지는 까닭이다. 가골 생성이 원만하게 이뤄지지 않아 부러진 부분이 쉽게 붙지 않기 때문에 몸무게를 실어 걷기까지 긴 시간이 걸린다. 다소 시간이 오래 걸리더라도 결과적으로 낫기만 하면 별 문제가 아니라고 생각할지도 모른다. 하지만 아쉽게도 이는 시간만으로 해결되는 문제가 아니다. 골절이 치료되는 데 필요한 시간이 길어진 결과 침대에 누워 움직이지 못하는 시간이 늘어나면, 거동의 부자유 자체가 신체와 정신에 갖가지 악영향을 미친다. 따라서 고령자는 골다공증으로 인한 골절을 가벼이 여겨서는 안 된다.

🗨 Point

1. 고령화에 따라 운동기관 관련 질병이 증가한다.
2. 골다공증은 일본 인구의 10퍼센트에 해당하는 1000만 명 이상의 사람이 앓고 있다.
3. 뼈의 양과 질이 저하되어 뼈가 약해져 골절 위험이 높아진 상태를 골다공증이라 한다.

07 | 노화에 동반되는 뼈의 질병 2, 잇몸병

노화에 동반되는 뼈 질환으로 골다공증만큼 주목받지는 못하지만, 결코 간과해서는 안 되는 질병이 있다. 일반적으로 '잇몸병'이라고 일컬어지는 치주질환이 바로 그것이다. 고령자의 절반 이상이 잇몸병을 앓고 있으며 연령과 함께 그 수는 증가세를 보인다.

잇몸병은 치아와 잇몸에 생기는 병이라고 생각하기 쉽다. 그러나 잇몸병은 치아 주위의 조직인 '치주조직'에 생긴 만성적인 염증이 원인으로, 뼈를 부수는 파골세포의 이상 활성화를 불러와 치아를 지탱하는 치조골이 녹아내리는 질병이다. 최종적으로는 치조골이 치아를 지탱하지 못해 이가 빠진다. 치아를 상실하는 원인의 절반 이상이 잇몸병일 정도로, 알고 보면 무시무시한 질병이다.

잇몸병의 원인은 치태(플라크)라는 입속에 사는 세균과 그 생산물의 결집체다. 치태가 쌓여 잇몸에 염증을 일으키는 것이 치은염이다. 치은염이 생기면 잇몸이 부어 피가 나기 쉽다. 치은염이 더 악화되어 치아와 치조골 사이의 치주조직에 염증이 퍼지면 치주염이 된다. 다시 말해 치주염의 본체는 세균에 의한 치주조직의 감염병이다.

잇몸병은 인류가 탄생하고 나서 오늘날에 이르기까지 가장 환자 수가 많은 감염병이다. 네덜란드의 직물 상인인 레벤후크(Leeuwenhoek, 1632~1723)는 17세기 현미경을 발명한 인물로 유명하다. 그는 자신이 발명한 현미경을 이용해 당시 아직 잘 알려지지 않았던 다양한 미생물을 관찰하고 발견했다. 레벤후크는 치태를 떼어 내 현미경으로 관찰하고 그 속에 수없이 많은 미생물이 존재한다는 사실을 기록으로 남겼다. 비록 전문 교육을 받지 못했지만 통찰력이 매우 뛰어났던 레벤후크는 놀랍게도 치태와 구강 내 비위생 상태의 상관관계를 찾아내 건강을 위해 소금과 이쑤시개를 사용해 치태를 제거할 것을 권고했다. 현재까지 치태 속에서 발견된 세균은 300종류 이상에 이른다.

잇몸병은 감염병으로, 사람과 사람 사이에 전염된다. 특히 주의를 기울여야 할 것은 부모로부터 자녀로의 감염이다. 잇몸병의 원인이 되는 세균은 구강 대 구강으로 하는 입맞춤이나 음식을 나눠먹는 행위로 전파된다는 사실이 밝혀졌다. 사랑의 표현이라도 자녀의 치아 건강에 중대한 영향을 주므로, 특히 잇몸병을 앓는 경우 자녀와 접촉할 때는 충분히 주의를 기울여야 한다.

잇몸병은 10대에 나타나기 시작해 40대가 되면 급격히 증가한다. 더불어 치아의 총수는 40대를 기점으로 급격히 감소한다. 이른바 '틀니'라고 부르는 '의치' 시술을 받은 환자의 통계를 살펴보면 40대 때 틀니를 끼기 시작해 80대에 이르면 32개

잇몸병

- 치아를 지탱하는 치조골이 세균 감염으로 녹는 질병.
- 고령 인구의 절반 이상이 앓고 있다.
- 치아를 상실하는 원인의 절반 이상을 차지한다.

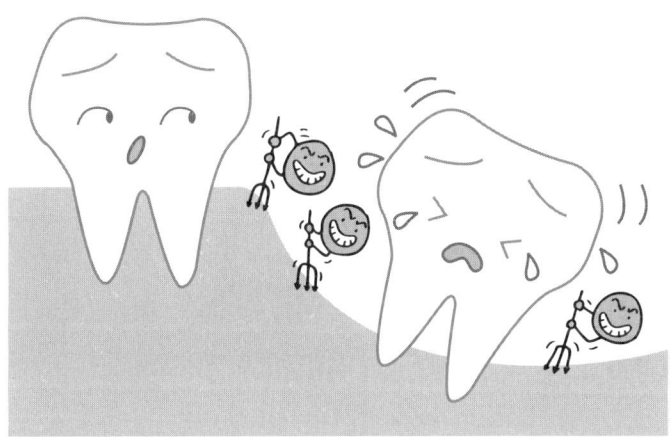

의 치아 중 10개가량만 남을 정도로 치아 개수가 줄어든다는 사실을 알 수 있다.

고령자의 삶의 질에서 식사는 커다란 부분을 차지한다. 치아를 상실하면 식사로 느끼는 기쁨이나 즐거움이 급감하고 섭취할 수 있는 음식의 가짓수도 줄어들어 영양 균형이 무너지기 쉽다. 이러한 현상이 건강에 미치는 영향은 막대하다. 치아 상실로 대화가 부자유스러워지고 용모도 늙수그레하게 변한다.

이 밖에 잇몸병과 심장 및 혈관 질환, 당뇨병 등 전신 질환과의 관련성도 지적되고 있다. 잇몸병을 고작 잇몸에 생긴 염증이라고 방심해서는 안 되는 이유가 바로 여기에 있다.

💬 Point

1. 잇몸병은 치주조직의 세균 감염이 원인이다.
2. 잇몸병을 방치하면 치아를 지탱하는 뼈가 녹아내려 이가 빠질 수 있다.
3. 잇몸병은 전신 질환과도 관련된 무서운 질병이다.

08 노화에 동반되는 뼈의 질병 3, 퇴행성관절염

고령화에 동반되는, 잘 알려진 연골 질환으로 퇴행성관절염이 있다. 일본의 경우 전 인구의 10퍼센트에 해당하는 1000만 명가량의 사람이 앓고 있는 것으로 추정된다. 가히 일본의 국민병이라고 해도 좋을 정도다.

퇴행성관절염이라는 단어는 얼핏 어렵게 들리지만, 사실 사람들과 매우 밀접한 질환이다. 연세 지긋한 어르신들이 무릎이 쑤신다거나, 무릎에 물이 차서 걷기 힘들다거나, 무릎 관절이 휘어 안짱다리가 되는 이유는 대개 이 질환 때문이다.(우리나라의 경우 2009년에 발표된 제4기 3차년도 국민 건강 영양 조사에 따르면 퇴행성관절염의 발병률은 50세 이상 남성의 경우 14.7%, 여성의 경우 32.5%로 여성이 남성의 2배 이상이다. 연령이 높아질수록 발병률도 높아져 65세 이상은 37.8%(남성 20.2%, 여성 50.1%)다. 연령별 발병률은 남성의 경우 50대 10.8%, 60대 15.5%, 70대 23.6%, 여성의 경우 50대 17.3%, 60대 32.6%, 70대 56.2%로 연령이 높아질수록 성별에 따른 차이가 커졌다—옮긴이)

관절은 뼈와 뼈를 연결하며, 충격을 흡수하고, 유연한 운동을 가능하게 한다. 이중 '쿠션'과 '경첩' 두 가지 역할을 하는 조직이 관절연골이다.

퇴행성관절염은 관절연골이 노화한 데다가 오랜 세월 사용해 과도한 기계적 스트레스(mechanical stress)를 받아 관절연골이 열화(이를 '변성'이라 한다)해서 일어나는 질환이다. 흡사 문의 경첩이 낡아 표면이 마모되어 삐걱대거나 여닫을 때 뻑뻑한 상태와 같다. 낡은 문이 뻑뻑해서 잘 여닫히지 않는 상태를 상상하면 이해하기 쉬울 것이다.

등뼈는 척추라고도 부르는데, 추골 또는 척추골이라고 하는 뼈로 연결되어 있다. 척추골은 목 부분에 7개, 가슴 부분에 12개, 허리 부분에 5개, 또 융합된 엉치뼈 1개와 꼬리뼈 1~2개로 이루어져 있으며 통나무처럼 차곡차곡 포개져 있다.

척추골과 척추골을 연결하고 쿠션 역할을 하는 추간판(디스크) 역시 관절연골과 마찬가지로 노화로 인한 변성이 일어난다. 이를 퇴행성 척추증이라 하는데, 국소적인 통증과 결림, 신경을 압박하는 증상 등이 일어난다.

인류는 직립보행을 하면서 무릎관절을 혹사하게 되었다. 일상적인 동작을 할 때도 무릎관절에는 몸무게의 최대 일곱 배에 달하는 무거운 힘이 가해진다. 이 과도한 부하가 관절 열화의 원인으로 생각되는데, 퇴행성관절염은 무릎관절에서 가장 많이 관찰된다. 거꾸로 매달려 생활하는 박쥐나 나무늘보에서는 퇴행성관절염이 거의 관찰되지 않는다.

퇴행성관절염 발병률은 나이가 듦에 따라 증가하고 그 정도도 심해진다. 원인은 잘 모르지만 남성보다 여성에게서 네 배

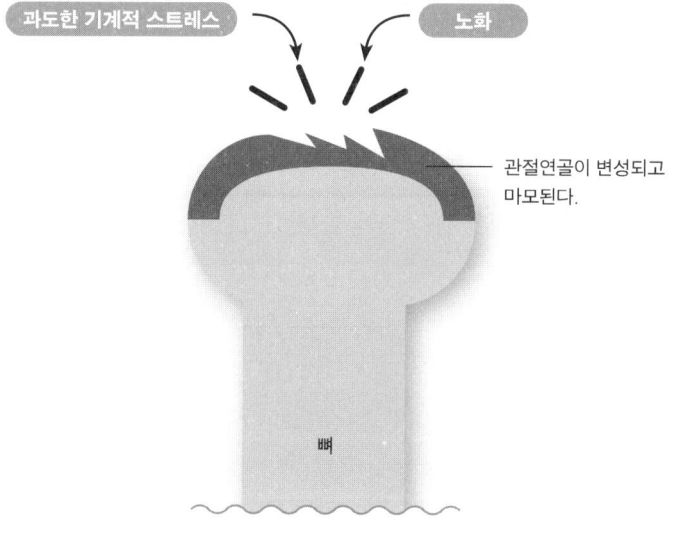

퇴행성관절염

- 관절 연골이 변성을 일으켜 보행시 곤란해지는 질환
- 일본 인구의 10퍼센트가 앓고 있다.
- 노인의 와병생활 원인 중 10퍼센트를 차지한다.

나 많이 관찰된다.

퇴행성관절염의 위험인자 중 하나로 비만을 들 수 있다. 체중이 늘어남에 따라 관절에 가해지는 기계적 스트레스가 증가하고 관절연골의 변성이 가속화되기 때문으로 추정된다. 최근에는 비만으로 커진 지방조직에서 모종의 물질이 분비되어 관절연골의 변성을 촉진한다는 가능성도 제기되고 있다. 관절 관련 과거력도 관절연골의 변성을 가속시키는 위험인자다. 부상으로 직접적이거나 또는 간접적으로 관절연골에 과격한 기계적 스트레스가 가해지기 때문으로 생각된다.

실험용 쥐에게 무릎관절을 안정시키는 인대를 수술로 절단하고 관절연골에 과도한 기계적 스트레스를 가하면 불과 몇 주 후 퇴행성관절염 같은 상태가 발생한다. 이때 관절연골에 물리적 스트레스를 가할수록 퇴행성관절염의 정도는 더욱 심해진다. 이 동물 모델을 활용하면 퇴행성관절염의 진행과 억제에 어떤 유전자가 중요한 역할을 하는지 조사할 수 있고, 후보가 되는 치료약제의 테스트도 간편하게 시행할 수 있다. 현재 이같은 모델을 이용해 세계 각지에서 퇴행성관절염 연구가 활발히 진행 중이다.

앞서 폐용증후군을 설명할 때, 과도한 안정 시 관절이 굳어 잘 굽혀지지 않게 된다고 기술했다. 관절연골에도 과도한 안정은 악영향을 미친다. 우주비행사를 상대로 연구한 결과 오랜 기간 무중력 상태에 있으면 관절연골에 기계적 스트레스가 거의 가해지지 않아 연골이 위축되고 얇아진다는 사실이 보고된 바 있다.

퇴행성관절염에 걸리면 관절이 아프거나 부을 뿐 아니라 거동이 불편해진다. 그러다 병이 더 진행되면 보행 자체가 곤란해진다. 보행이 곤란해지면 활동이 저하되는데, 보행 장애가 고령자에게 얼마나 심각한 문제인지는 골다공증을 다룬 부분에서 폐용증후군을 설명하며 이미 살펴본 바 있다.

퇴행성관절염을 제대로 치료하지 않으면 종국에는 자리를 깔고 누워 와병생활을 하기에 이른다. 일본의 경우, 와병생활을 하는 원인의 약 10퍼센트가 관절 장애에 기인하는 것으로 추측된다. 이는 앞서 설명한 골다공증에서 기인하는 골절로 인한 와병생활 수치와 거의 맞먹는 것이다. 따라서 퇴행성관절염에 대한 확실한 대처가 중요하다.

Point

1. 퇴행성관절염은 일본 인구의 10퍼센트에 해당하는 1000만 명 이상이 앓고 있다.
2. 노화와 기계적 스트레스로 관절연골의 열화가 발생한다.
3. 고령자가 와병생활을 하는 원인의 10퍼센트가 퇴행성관절염으로 인한 보행 장애다.

09 와병생활을 하지 않기 위해

와병생활(臥病生活)은 단순히 운동의 자유를 빼앗기는 정도로 끝나지 않는다. 와병생활을 시작함으로써 운동 능력의 저하가 진행되며 더불어 심장과 폐 등 다른 장기의 기능도 저하된다. 외부와의 접촉이 줄어들어 정신 활동도 저하되는데, 정신 활동이 저하되면 노인성 치매에 걸릴 확률이 높아진다. 와병생활로 인해 신체와 정신의 갖가지 능력이 시간과 함께 급속히 상실되어 가는 셈이다.

가족과 친지가 몸져누워 짧은 기간이라도 병 수발을 해 본 사람은 고령자의 와병생활이 얼마나 무서운 일인지 잘 알 것이다. 그때까지 스스로 생활하는 데 아무 문제가 없던 가족이 자리에 드러누워 와병생활을 하며 몸과 마음이 급격하게 쇠약해지는 모습을 보는 일은 그야말로 충격적인 경험이다.

와병생활은 생활의 질 면에서도 최악이다. 결과적으로 와병생활을 하는 고령자 중 대다수는 그대로 두 번 다시 자리에서

와병생활은 삶의 질이 최악에 이른 상태
- 신체와 정신의 갖가지 능력을 시간이 감에 따라 급속히 상실한다.
- 5년 이내에 많은 고령자가 폐렴 등의 합병증으로 사망한다.
- 여든 살 이상의 고령자의 경우 대부분 1년 이내 사망한다.

다음 항목 중 자신에게 해당하는 증상은?

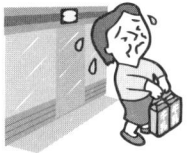

☐ 장을 보고 2킬로그램 정도의 물건을 들고 오는데 애를 먹는다.(1리터 우유 2개에 해당하는 무게)

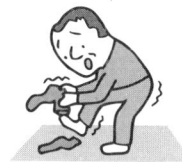

☐ 한 발로 서서 양말을 신지 못한다.

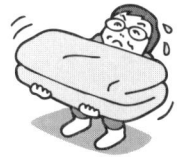

☐ 힘을 써야 하는 집안일이 버겁다.(청소기 사용, 이불 개서 들어올리기 등)

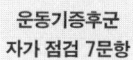

운동기증후군 자가 점검 7문항

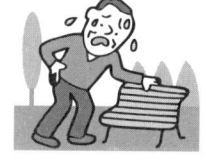

☐ 15분가량 계속해서 걷지 못한다.

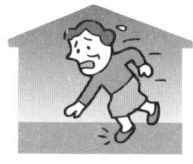

☐ 집 안에서 발을 헛디뎌 넘어지거나 미끄러진다.

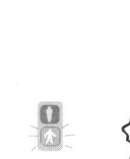

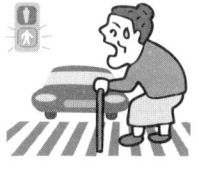

☐ 계단을 오르려면 난간이 필요하다.

☐ 파란불이 빨간불로 바뀌기 전에 횡단보도를 건너지 못한다.

일어나지 못하고 폐렴 등 합병증으로 5년 이내에 세상을 떠난다. 특히 여든 살을 넘긴 고령자는 불과 1년 사이에 덧없이 세상을 떠나는 경우도 부지기수다.

뼈와 연골의 질환은 일본의 고령자가 와병생활을 하는 원인 중 20퍼센트(뼈 10퍼센트, 연골 10퍼센트)를 차지한다. 최근 일본정형외과학회는 이와 같은 운동기관의 장애를 '운동기증후군(locomotive syndrome)'이라 부르며, 고령자의 삶의 질을 높이기 위해 적극 대처하고 있다.

운동기증후군을 예방하기 위해서는 조기에 발견하고 대책을 세우는 것이 중요하다. 이를 위해 일본정형외과학회가 제시한 '운동기증후군 자가 점검 7문항'으로 통증, 변형, 관절의 제한적 움직임, 근력 저하, 균형감각 저하를 스스로 점검해 보기 바란다.

고령자에게 와병생활은 단순히 생활의 불편을 초래하는 일이 아니라 적극 대처하지 않으면 목숨을 앗아 갈 정도로 진행되는 힘을 갖는다. 그러므로 와병생활은 생명에 관계되는 질환과 동등하게 취급해야 마땅하다. 따라서 뼈와 연골 질환을 예방해 고령자가 와병생활을 하지 않도록 하는 것이 중요하다.

Point

1. 와병생활은 삶의 질이 최악에 이르는 상태로, 와병생활을 하는 고령자는 대부분 단기간 내 생을 마감한다.
2. 고령자가 와병생활을 하는 주요 원인 중 뼈와 연골 질환이 20퍼센트를 차지한다.
3. 운동기증후군을 예방하기 위한 자가 점검이 필요하다.

제2장 노화는 어떻게 일어나는가

長壽革命

10 | 세균, 영원한 생명의 비밀

인간은 다양한 방법으로 영원한 생명을 추구해 왔지만 그 꿈은 지금까지 이루어지지 않았다. '불로불사약'이나 '만병통치약'은 무병장수를 바라는 인간의 바람이 응축된 일종의 환상이다. 앞서 기술한 냉정한 사실만 보고 많은 독자가 영원히 사는 능력을 가진 생물 따위는 없다고 지레짐작할지도 모르겠다. 그런데 사실(적어도 현 시점에서는) 영원한 생명을 가진 생물이 우리 가까이에 있다. 바로 세균이다.

인간처럼 수컷과 암컷 사이에서 태어나(이를 유성생식이라 한다) 수많은 세포가 모여 이루어진 생물(다세포생물)과 달리 세균은 암수 구별 없이 증식하는(이를 무성생식이라 한다) 단일 세포로 이루어진 생물(단세포생물)로, 둘로 분열해 자신을 증식시킨다.

어떤 성질이 부모에서 자식으로 이어지는 현상을 '유전'이라 한다. 유전이 일어나는 것은 '유전 정보'가 세대를 넘어 이어지기 때문이다. 지구상의 모든 생물의 유전 정보는 데옥시리보핵산(Deoxyribo Nucleic Acid, DNA)이라는 고분자 물질에 기록된다. DNA는 네 종류의 서로 다른 염기서열이 한 줄로 늘어선 사슬 모양의 분자가 두 세트로 하나의 나선을 형성하고 있는 모양새다. 이들 염기서열이 늘어서는 방식이 유전 정보를 기록하는 암호다. 두 세트의 사슬은 반대 방향을 바라보며 나선을 형성하는데, 하나하나의 염기서열이 서로 대응 관계에 있다.

세포가 분열할 때는 DNA의 이중나선이 풀려 각각의 사슬이 거푸집이 되어 각 사슬을 원형으로 삼아 대응 관계에 있는 반대 방향의 사슬을 합성한다. 그 결과 같은 유전 정보를 가진 새로운 DNA의 이중나선 두 벌이 만들어진다. 두 벌의 이중나선은 어느 쪽이나 원형이 된 DNA 사슬 한 세트를 거푸집으로 해 새롭게 한 세트의 사슬을 합성해 만들어지므로 원형과 복제본을 구별할 길이 없다.

세균은 이같이 합성된 이중나선 DNA가 한 번씩 분열돼 새로운 두 개의 세포를 만들어 내는데, 대칭적으로 만들어진 세포 역시 원형과 복제본을 구별할 수 없다. 분열해서 늘어난 두 개의 세포는 본질적인 차이가 없으므로 같은 세균이 두 배로 늘어난 꼴이 된다. 불가사의하게도 이 같은 대칭적인 분열을 되풀이해 태어난 모든 세균은 본질적으로 완전히 같아 구별이 가지 않는다. 하나의 세균이 두 개로 분열했을 때 어느 쪽이 부모고 어느 쪽이 자식이라는 식의 구별은 존재하지 않는다. 즉 인간의 세대라는 개념이 세균의 세계에는 존재하지 않는 셈이다. 이 과정을 거슬러 올라가면 현재 살아남은 세균은 최초의 세균이 탄생했을 때와 같은 꼴로, 영겁의 세월을 살아온, 이른바 영원한 생명을 가진 생물체라고 할 수 있다. 물론 기나긴 세월 동안 갖가지 외적 원인과 DNA를 복제할 때의 오류로 인해

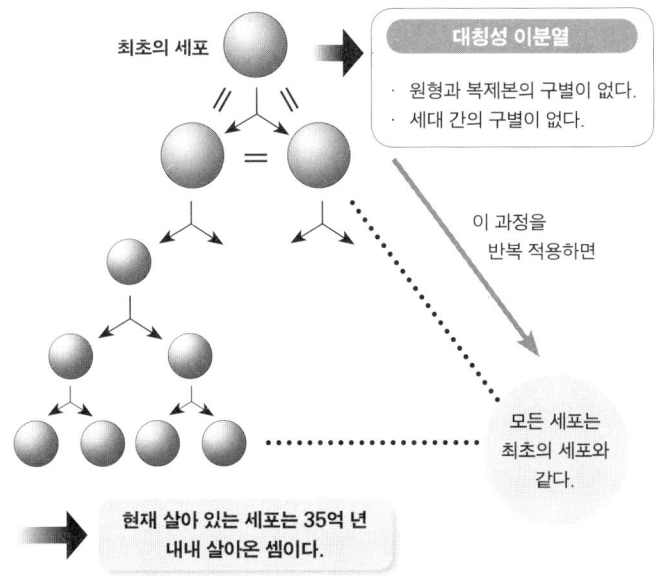

DNA 암호에 변이가 일어나 최초의 세균과 유전 정보가 상당히 달라졌을지도 모른다. 그럼에도 불구하고 생명이라는 관점에서는 끊이지 않고 같은 값어치를 가지고 연속되었다고 생각힐 수 있다. 물론 개개의 세균은 환경의 변화나 먹이 부족, 다른 생물의 포식으로 인해 방대한 수가 사멸했다. 하지만 대칭적으로 분열해 개체 수를 늘리는 한, 하나의 세균이라도 살아남으면 살아남은 세균은 최초의 세균과 같은 세포며, 영원한 생명을 지켜온 셈이다. 즉 세균은 자신과 같은 유전 정보를 지닌 복제본, 이른바 클론을 늘렸으므로 그들의 생명은 클론 전체의 집합 속에 깃들어 있다고 할 수 있다. 이 같은 생물에게 우리 인간과 같은 개성이나 개체라는 개념은 의미를 지니지 못한다.

DNA 복제는 고도로 정밀한 과정이나, 완전하지는 않다. 외부 세계와 세포 내 유해 물질 및 복제 오류로 갖가지 암호의 오류가 낮지 않은 빈도로 일어난다. 이를 돌연변이라 한다. 대부분의 경우 이 같은 변이는 긴 세월에 걸쳐 정교하게 만들어진 세포의 질서를 어지럽히고 생물에게 불리한 방향으로 작용한다. 흔히 공상과학소설에서는 돌연변이로 특수한 능력을 지닌 생물이 뚝딱 만들어지는 것처럼 묘사한다. 그렇지만 실제로 대다수의 돌연변이는 세포의 능력에 장애를 일으킨다. 돌연변이를 줄이는 모종의 방책을 취하지 않으면 변이가 축적되어 언젠가 세포는 사멸에 이른다.

세균들은 빠른 속도로 증식해 변이가 축적되기 전에 클론 수를 늘려, 일부 클론의 생존을 담보하는 것으로 추정된다. 클론 집합 전체의 시점에서 보면 변이의 속도를 웃도는 고속도의 증식이 일종의 '회춘' 같은 효과를 초래하는 것이다. 요약하자면 실제로는 많은 세균이 죽음에 이르지만 세균 하나하나가 동일한 가치를 지니므로, 적어도 증식한 세균이 하나라도 살아남으면 최초의 세균이 '생존'한 것이나 다름없다. 따라서 세균에게 노화란 클론 집합 전체의 증식 정지를 말한다. 물론 증식이 정지된 세균은 당연히 멸종하므로 결국 현재까지 살아남은 세균에게 노화란 존재하지 않는다는 결론에 도달한다. 그러므로 세균과 같은 방법으로 증식하면 영원한 생명을 얻는 것은 가능하다는 결론에 이를 수 있다.

Point

1. 세균의 세포 분열은 대칭적이며, 분열로 만들어진 세포는 원형과 복제본의 구별이 없다.
2. 현재 살아남은 세균은 최초에 탄생한 세균과 같다.
3. 세균은 고속도로 증식해 돌연변이를 추월해 영원한 젊음을 얻었다.

11 인간은 왜 늙는가?

오늘날까지 살아남은 세균 같은 무성생식을 하는 단세포생물에게 인간과 같은 노화는 존재하지 않는다고 앞서 설명했다. 그에 비해 인간처럼 암수로 태어나(유성생식) 수많은 세포가 모여 이루어진 생물(다세포생물)이 영원한 생명을 가진 예는 없다. 유성생식을 하는 다세포생물에게 노화는 피할 길 없는 운명처럼 보인다. 그렇다면 인간은 왜 늙는가?

우리 몸은 크게 나누면 간과 신장, 뇌 등 여러 장기를 형성하고 운영하는 세포인 '체세포'와 자손을 남기는 역할에 특화된 '생식세포'라는 두 종류의 세포로 구성돼 있다. 우리는 아버지와 어머니에게 각각 한 세트의 유전자를 물려받아 두 세트의 유전자를 갖는다. 체세포는 극히 일부 세포를 제외하고는 물려받은 두 세트를 그대로 유지한다. 반면 세균은 한 세트의 유전자밖에 갖지 못한다. 두 세트의 유전자가 갖는 진화적인 의미에 관해서는 여러 학설이 제기되고 있지만, 여분을 보유함으로써 갖가지 변이에 저항성을 갖기 위해서라는 설이 유력하다.

체세포와 달리 생식세포는 두 세트의 유전자를 뒤섞어 새로 조합한 한 세트의 유전자를 갖는 '배우자'라 부르는 특수한 세포를 만든다. 남성과 여성으로부터 만들어진 각각의 배우자는

'수정'이라는 과정을 거쳐 융합해 다시 두 세트의 유전자를 갖는 '접합자'라는 세포를 만들어 낸다. 이 접합자가 분열하고 성장해 새로운 세대의 개체가 되는 것이다. 이때 다시 생식세포와 체세포라는 두 종류의 세포가 만들어진다.

이와 같은 세대 교체로 생식세포는 보유한 두 세트의 유전자를 뒤섞고 동시에 생식 파트너에게서 유래하는 외래 유전자와 절반을 섞어 다시 새로운 생식세포를 만든다. 이런 과정을 거쳐 생물에게 불리한 돌연변이 축적을 방지하고 일종의 회춘을 일으켜 세대를 뛰어넘는 것으로 보인다.

한편 생식세포에서 분열해서 특정한 기능을 갖도록 만들어진 체세포는 세대를 뛰어넘는 능력을 포기하고 자신의 복제본(클론)인 생식세포를 유지하고 지키기 위한 다양한 기능을 분담한다. 체세포는 각종 장기가 되어 생식세포를 위해 내부 환경을 유지하거나 생식세포를 외부 세계로부터 보호하기도 한다. 이런 기능을 하는 과정에서 이런저런 손상이 생겨나게 마련인데, 그 영향은 체세포 구성 성분에 고스란히 축적된다. 특히 DNA에 축적되는 손상을 돌연변이라 부르는데, 대개 체세포에게 불리한 방향으로 작용해 끝내 체세포의 죽음을 포함한 여러 이상을 초래한다.

체세포도 단세포생물같이 변이의 속도를 웃도는 빠른 속도로 분열해 회춘을 꾀한다면 개체가 영원히 살 수 있으리라 생각하는 사람도 있을 것이다. 하지만 인간처럼 유성생식을 하는

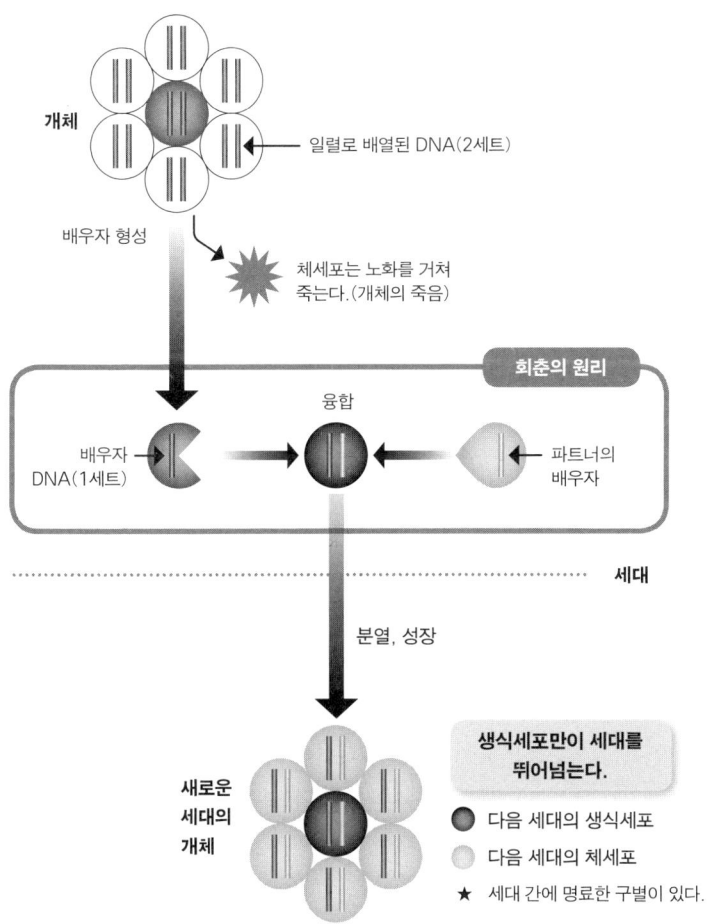

다세포생물의 유성생식

'인간'의 마음과 몸은 주로 체세포로 구성된다.
↓
체세포가 없으면 '인간'은 성립하지 않는다.

체세포는 분화되어 고도화된 기능을 획득한 대신 세대를 뛰어넘는 능력을 상실했다.
↓
죽음은 체세포의 운명이다.

'인간'으로 태어난 이상 죽음은 피할 길이 없다.

다세포생물의 DNA는 구조가 복잡하고, 세포와 DNA 양도 단세포생물에 비해 압도적으로 많다. 예를 들어 인간은 대장균의 2000배에 이르는 세포 용적과 DNA 양을 보유한다. 그 때문에 돌연변이 발생 속도를 웃도는 속도로 계속 분열하는 것은 물리적으로 실현되기 어렵다.

빠른 속도로 분열하는 대신 돌연변이를 원상태로 되돌리려는 구조에 충실해 돌연변이 축적을 방지하는 전략도 생각해 볼 수 있다. 그러나 이 방법도 DNA 양이 많으면 회복에 소모되는 에너지가 방대해져 지속적으로 시스템을 유지하기가 어렵다. 요컨대 모든 것은 비용 대 효과, 즉 경제성의 문제로 귀결된다. 이와 같이 세균 같은 전략으로는 회춘을 도모하지 못하기에 인간은 외래 유전자를 뒤섞는 유성생식 등 다른 수단을 동원해 회춘을 추구하는 것으로 추정된다.

그렇다면 모든 세포를, 자손을 남기는 역할에 특화된 생식세포로 바꾸어 버리면 영생이 가능하지 않을까? 그렇게 된다면 개체가 죽지 않고 영원한 생명을 만들어 낼 수 있으리라는 생각이 얼핏 들지도 모른다. 그렇지만 모든 세포를 생식세포로 바꾸어 버리면 분화하는 기능을 지닌 체세포가 될 세포가 없어진다. 그러면 고도의 분업으로 달성되는, 다세포생물의 복잡하고 정교한 세포 사회 구축이 불가능해진다. 우리가 일반적으로 생각하는 '인간'의 몸과 마음(감정, 기분 등도 신경전달물질에 의한 것으로, 이들의 분비 및 조절은 체세포가 담당한다 — 옮긴이)은 주로 체세포로 구성된다. 체세포가 없으면 우리가 생각하는 '인간' 개체는 성립하지 않는다. 설사 그 같은 생물이 있더라도 더 이상 '인간'이 아닐 것이다.

요령부득의 설명이지만, 소수의 생식세포와 그것을 뒷받침하는 대다수의 체세포로 전체를 구성하는 방법이 다세포생물의 설계 지침으로는 뛰어난 것이기에 인간이라는 존재가 오늘날까지 살아남았다는 설명이 현재까지 가장 유력하다.

지금까지의 이야기를 정리하면 인간처럼 유성생식을 하는 다세포생물은 체세포에 영원한 생명을 부여하지 못한다. 일정 기간이 지난 후 체세포가 죽는다는 전제하에 생물 전체가 설계되었다. 우리 몸을 구성하는 세포 중 생식세포는 극히 일부이고 대부분 체세포로 이루어져 있다. 단순히 양적 문제에 머무르지 않고 인간의 개성을 형성하고 개체를 성립시키는 것은 체세포이므로 체세포의 죽음은 우리 개개인(개체)의 죽음으로 이어진다.

　세균 같은 방법으로 영원히 살고자 한다면 체세포를 상실해야 한다. 그러나 인간은 고도로 분화된 세포 사회로, 체세포 없이는 개체가 성립되지 않는다. 따라서 인간에게 세균 같은 방법으로 영원한 생명을 얻는 것은 불가능하며 무의미하다.

　이 사실을 여실히 보여 주는 예로 암과 개체의 관계가 있다. 세포가 돌연변이에 의해 세균 같은 영원한 생명을 획득하는 게 바로 암세포다. 암세포는 영원히 사는 능력을 가졌지만 그 능력을 사용해 무분별하게 증식해 개체를 죽음에 이르게 한다. 암세포는 결국 스스로도 세대를 뛰어넘지 못하고 멸종하고 만다. 우리 인간과 같은 유성생식을 하는 다세포생물의 개체에게 영원한 생명은 무의미하며 불가능하다는 사실을 인지하는 것이 중요하다.

Point

1. 인간처럼 유성생식을 하는 다세포생물은 생식세포와 체세포로 이루어져 있다.
2. 인간의 몸과 마음은 고도의 체세포 사회로 구성된다.
3. 체세포는 특정한 기능을 갖도록 분화된 대신 영원한 생명을 포기했다.

12 | 죽음의 적극적인 의미

유성생식을 하는 다세포생물에게 죽음은 단순히 피할 수 없는 일일 뿐만 아니라, 때로는 적극적인 의미를 지닌다. 죽음의 적극적 의미가 가장 현저하게 드러나는 것이 아폽토시스(Apoptosis, 세포예정사) 현상이다.

태아 시절 손이 형성될 때 처음에는 봉제인형의 손처럼 뭉툭한 모양으로 만들어진다. 그러다가 손가락 사이에 위치하는 세포가 아폽토시스를 일으켜 사라지며 차례로 손가락이 형성된다. 손가락이 쭉쭉 돋아나는 덧셈이 아니라 손가락 사이가 사라져 가는 뺄셈으로 손가락이 만들어지는 것이다. 이 경우 죽음은 돌연변이 등의 장애가 축적되어 우발적으로 일어나는 현상이 아니라, 정연하고 계획적으로 일어나는 과정이다. 역설적인 표현을 빌린다면 죽음이 적극적인 모양을 갖추어 가는 데 하나의 역할을 하는 셈이다.

아폽토시스는 희귀한 현상이 아니다. 여러 장기와 관절이 형성되는 데도 아폽토시스는 중요한 역할을 한다. 이 과정으로 연골 조직이 뼈조직으로 치환된다. 비대연골이라는 두 조직을 가교로 하는 특수한 연골 조직이 뼈와 혈관을 불러 모은 다음 자신은 아폽토시스를 일으켜 뼈와 혈관에게 미래의 골수가 되는 장소를 양보하는 것이다. 비대연골은 죽음으로 뼈라는 새로운 조직이 형성되는 것을 적극적으로 돕는다.

아폽토시스가 일어나지 않으면 연골은 줄곧 연골로 남아 뼈의 형성이 지연되어 저신장 등의 골격 이상이 발생한다. 반대로 아폽토시스가 너무 빨리 과도하게 일어나면 연골이 빠르게 소실되어 역시 저신장 등의 골격 이상이 발생한다. 요컨대 아폽토시스는 정확하게 통제되는 것이 중요하다.

유성생식을 하는 다세포생물에게 아폽토시스는 세포의 자기희생적 행위로 간주할 수 있다. 이 같은 행위는 개체가 세포로 구성되는 사회임을 기억한다면 이해하기 쉽다. 경찰관이나 소방관은 자기 생명을 걸고 위험한 상황을 무릅쓰고 때로는 자신을 희생해서 시민과 사회를 지킨다. 개체와 아폽토시스를 일으키는 세포의 관계는 이를 닮았다.

이 같은 자기희생적 행위가 성립하는 이유 중 하나는 개체가 세대를 뛰어넘을 수 있는 방법이 체세포의 클론인 생식세포에게만 있는 까닭이다. 세대를 뛰어넘는 능력을 포기하는 대신 체세포는 생식세포를 지키는 데 전념할 수 있고, 죽음도 하나의 행동 선택 사항으로 갖게 되었다.

생식세포는 체세포의 클론이기 때문에 참된 의미에서 자기희생이 아닌 자기애의 일종이다. 그것은 체세포가 아폽토시스를 선택하는 데 크나큰 성과급이다. 자신과 무관한 세포를 위해 적극적으로 죽는 행위는 당연히 불가능하다. 자신이 가지지

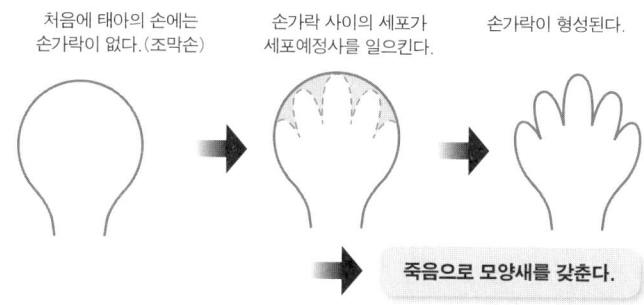

못한, 세대를 뛰어넘는 능력을 가진 자신의 클론을 위한 행위이기에 죽음을 선택할 수 있는 것이다.

이와 같이 세포의 죽음이 적극적인 의미를 지니는 이유는 세포가 사회를 형성하기 때문이다. 세포가 사회를 만들기에 세포의 죽음에도 비로소 적극적인 의미를 부여할 수 있는 것이다. 그에 비해 무성생식을 하는 단세포생물에게 세포의 죽음은 그저 세포의 죽음에 불과할 뿐, 그 이상의 의미는 없다. 유성생식을 하는 다세포생물에게 죽음은 생물의 본질에 관한 중요하고 적극적인 역할을 맡는다.

Point

1. 유성생식을 하는 다세포생물에게 체세포의 죽음은 피할 도리가 없는 숙명이며, 적극적인 의미를 지닌다.
2. 아폽토시스는 손가락이 형성되거나 뼈가 만들어지는 등 다양한 상황에서 중요한 역할을 담당한다.
3. 세포가 사회를 만들어 분업을 하며 생겨난 자기희생이 세포예정사다.

13 인간의 영원한 생명은 가능한가?

영원한 생명을 추구하는 것은 유성생식을 하는 다세포생물인 인간에게는 무리한 일이다. 인간을 형성하는 체세포는 본래 한정된 수명을 갖도록 설계되었다. 체세포의 유한한 수명은 생물로서 인간의 본질에 관계된 일이다. 이 한계를 없애 버리면 인간이 아닌 생물이 된다.

세포 수준에서 보면 특수한 처리를 해 암세포 같은 성질을 갖게 하면 세균같이 빠른 속도로 분열해 영원히 살 수 있다. 실제로 암에 걸린 환자에게 허락을 받아 채취한 몇 종의 세포가 환자 자신이 세상을 떠난 후에도 실험실에서 계속 생명을 유지하고 있다. 이 같은 세포는 다양한 기초연구에 활용되어 과학 발전에 크게 이바지하고 있다. 하지만 우리의 세포가 실험실 배양접시 속에서 영원히 살아간다손 치더라도 그것은 인간이 영원히 사는 것과는 완전히 별개의 문제다. 세포는 어디까지나 구성 성분일 뿐이며, 인간 전체가 아니기 때문이다.

그렇다면 자신의 세포핵을 끄집어 내 생식세포에 이식한, 소위 만능세포라 불리는 배아줄기세포(ES세포)를 만들거나, 최근 화제가 된 것처럼 자신의 세포에 일종의 자극을 가해 역시 배아줄기세포의 일종인 유도만능줄기세포(iPS세포)를 만들고, 그

세포의 무한 분열, 복제 인간의 허상

모든 세포를 세균처럼 분열시킨다면

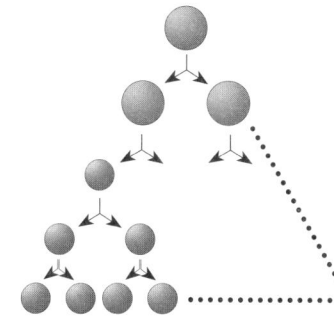

확실히 영원히 살 수는 있지만 개체를 형성하는 체세포가 없다.

> **더 이상 사람이라고 할 수 없으며 암 세포와 다를 바 없다.**

배아줄기세포와 유도만능줄기세포로 자신의 복제 인간을 만든다면

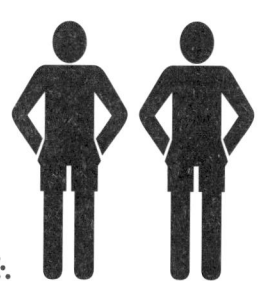

유전 정보는 똑같지만 여러분과는 나이가 다르고, 경험과 기억도 다르다. 또 유전자 배열 이외의 정보(후성유전)도 다르다.

> **나와는 다른 개인으로, 나이는 다르지만 쌍둥이 형제 같다.**

것을 바탕으로 우리와 똑같은 유전 정보를 가진 복제 인간을 만들어 낸다면 어떨까? 현 시점에는 기술적으로 불가능하다고 생각되지만 기술적으로 가능한 날이 온다면 과연 복제 인간으로 인간은 영원한 생명을 얻을 수 있을까?

복제 인간의 DNA 배열 암호에 새겨진 유전 정보는 분명 본체와 완전히 같을 것이다. 그러나 유전자에는 '유전자 배열 이외의 정보'라는, DNA 암호만으로는 정리되지 않는 다른 계층의 정보가 있다는 사실이 최근 밝혀졌다. 유전자 배열 이외의 정보(후성유전)는 유전자의 발현 정도를 조절하는데, 그 본체는 DNA와 DNA를 둘러싼 단백질에 대한 다양한 화학적 수식이라는 사실도 차례로 규명되었다.

이 때문에 복제 인간을 만들어도 자신과 완전히 같은 꼴을 갖추게 만들 수 없다. 일란성쌍둥이의 경우 같은 DNA 배열을 지니지만 유전자 배열 이외의 정보는 나이를 먹음에 따라 점차 차이가 벌어지는 것만 봐도 쉽게 짐작할 수 있는 사실이다. 유전자가 같더라도 발현 정도에 차이가 발생하기 마련이다.

지금보다 과학이 훨씬 진보해 복제 인간의 유전자 배열 이외의 정보를 완전히 같은 꼴로 갖출 수 있게 된다면 복제 인간이 인간으로서 영원한 생명을 얻었다고 할 수 있을까? 결론부터 말하면 복제 인간은 우리가 어느 정도 나이를 먹은 후에 만들어지므로 우리와 다른 시간을 살게 되어 우리와는 다른 경험을 하고 다른 인생을 걷게 되기 때문에 같은 개인이라고 할 수 없다.

그래도 어떤 사람은 자신과 같은 유전 정보를 가진 인간을 인세든지 만들어 낼 수 있게 된다면 세균과 마찬가지로 영원한 생명을 얻게 되는 것이나 다름없다고 주장할지도 모른다. 하지만 대다수의 사람이 영원한 생명이란 개인의 동일성을 유지하며 영원한 시간을 초월하는 것이라 생각한다. 개인의 동일성에

인간에게 영원한 생명은 가능한가?

사람에게 영원한 생명
=
개인의 동일성을 유지하면서 영원한 시간을 초월하는 것

개인의 동일성에는 그 사람 고유의 경험과 기억이 포함된다.

↓

어떠한 방법으로도 개인의 동일성은 유지할 길이 없다.

↓

사람이 영원히 사는 것은 불가능하며 무의미하다.

는 그 사람 고유의 경험과 기억 등이 포함될 터이다. 이 점에 이론을 제기할 사람은 많지 않을 것이다.

세균과 인간은 개체의 개념이 밑바탕부터 다르다. 그 때문에 생명의 개념에도 근본적인 차이가 있다. 세균이 영생을 얻는 방법으로는 인간의 영생을 실현할 수 없다.

거의 동시에 태어나 엇비슷한 환경에서 자란 일란성쌍둥이조차 엄밀하게는 같은 시간, 같은 장소에 존재할 수 없다. 어머니의 배 속에 있을 때부터 한쪽이 오른쪽에 있다면 다른 한쪽은 왼쪽, 한쪽이 앞에 있다면 다른 한쪽은 뒤에 있는 식이다. 그러므로 보는 풍경도, 경험도 미묘하게 달라진다. 그 때문에 같은 유전정보를 가진 일란성쌍둥이라도 틀림없이 형제자매보다 닮기는 했지만 확실하게 다른 개인임을 식별할 수 있다. 나는 일란성쌍둥이 형제를 자식으로 두었는데, 평소에 딱 붙어 살다시피 하는 두 녀석은 성격도 행동도 전혀 다르다. 얼핏 보면 겉모습은 붕어빵처럼 꼭 닮았지만 부모가 보면 그 차이는 다른 형제자매와 거의 같은 정도로 느껴진다. 그것은 쌍둥이들의 경험과 기억이 다르다는 데 기인한다.

일란성쌍둥이라도 가령 어린 시절에 양자로 보내져 서로의 존재조차 모른 채 완전히 다른 곳에서 생활하면 그들은 전혀 다른 개인으로 자랄 것이다. 언론에서 일란성쌍둥이의 신기할 정도로 일치하는 행동과 성격을 강조하는 경향이 있는데, 물론 평범한 형제자매보다는 일치하는 점이 많겠지만 이야기를 재미있게 꾸미기 위해 지나치게 강조된 면이 크다고 생각한다.

인간인 우리가 영원한 생명을 바라는 것은 그야말로 덧없는 일로, 깨끗하게 포기하는 것이 낫다.

 Point

1. 체세포의 유한한 수명은 생물의 본질과 관계되어 있다.
2. 복제 인간을 만드는 데 성공하더라도 영원한 생명을 얻었다고는 할 수 없다.
3. 어떠한 수단을 쓰더라도 인간의 영원한 생명을 실현할 수는 없다.

14 생리적 노화와 병적 노화

여기까지 읽은 독자라면 인간의 노화와 그 결과로서의 죽음은 설령 과학이 아무리 발전하더라도 피할 도리가 없다는 생각이 들 것이다. 기네스북에 등재된 최고 장수 기록을 보면 알 수 있듯이 인간 수명의 한계는 120세가량으로 추정된다. 이 숫자는 최근 평균 수명이 늘어나는데도 거의 변함이 없다.(공식 기록상 세계에서 가장 오래 산 사람은 1997년 122세의 나이로 사망한 프랑스의 잔 루이즈 칼망 여사다 — 옮긴이)

과학이 진보하고 영양 상태와 위생 상태가 개선되어 평균 수명이 연장된 것은 외적 원인에 의해 수명이 단축되는 일이 줄어들었기 때문이다. 그에 비해 과학이 발전했는데도 인간 수명의 한계가 별반 달라지지 않았다는 사실은 그것이 생물로서 정해진 한계임을 시사한다고 볼 수 있다.

노화를 설명하는 유력한 가설에는 '프로그램설'과 '환경인자설'이 있다. 프로그램설은 유전적인 인자의 관여를 강조한다. 그 근거로는 동물종마다 고유한 최대 수명이 있으며 동물에서 추출해 배양한 섬유아세포(fibroblast)의 분열 횟수에 제한이 있다는 점(사람의 경우는 약 50회), 일란성쌍둥이는 이란성쌍둥이에 비해 사망연령이 유사하고, 유전 질환 중에 노화가 가속되

늙지 않는 몸 만들기

노화 = **생리적 노화** (인간의 정해진 수명의 한계는 120세) + **병적 노화** (올바르게 인식하고 대처하면 예방할 수 있다.)

→ 인간의 노화와 그 결과물인 죽음은 피할 길이 없다.
그러나 병적 노화에는 대처할 수 있다.
따라서 병적 노화 예방에 적극 노력해야 한다.

는 것이 있으며, 장수하는 경향이 유전된다는 사실을 뒷받침하는 동물 실험 결과가 있다는 점 등을 든다. 그에 비해 환경인자설은 유전자 이외 인자의 관여를 강조한다. 노화에 뒤따르는 DNA 장애의 축적, 활성산소로 인한 세포 손상, 포도당 유도체에 의한 가교 형성, DNA 복제와 수복 시 일어나는 오류 축적, 노폐물 축적, 자가면역 등이 근거로 거론된다.

두 가설 모두 한 가지만으로는 노화를 설명할 수 없다. 현재는 두 인자가 모두 노화에 관여한다고 추정한다.

만약 노화를 예방할 수 없다면 이 책은 여기서 이대로 끝내야겠지만, 다행히도 그렇지는 않다. 곰곰이 생각해 보라. 120세까지 사는 사람은 극히 드물다. 왜냐하면 병적인 노화가 일어나 수명을 단축시키기 때문이다.

생리적인 노화는 유성생식을 하는 다세포생물인 인간에게 태어나면서부터 주어진 숙명적 한계로, 그것을 뛰어넘는 것은 불가능하다. 설령 어떠한 방법으로 뛰어넘더라도 그로써 인간이 아닌 생물이 만들어질 가능성이 있다. 그러나 우리의 수명을 120세보다 크게 줄어들게 만드는 병적인 노화에는 대처 가능하다. 우리가 적극적으로 대처해야 하는 대상은 병적인 노화다. 이미 알고 있겠지만 내가 이 책에서 '늙지 않는 몸'이라고 말한 것은 생리적인 노화가 아닌 병적인 노화를 대상으로 한 것이다.

'늙지 않는 몸'을 만들기 위해서는 병적인 노화를 올바르게 인식하고 올바르게 대처하는 것이 중요하다. 먼저 기본이 되는 몸의 정상적인 움직임과 노화에 의한 변화를 알아볼 필요가 있다. 이 책의 주제인 뼈와 연골을 다룬 다음 장에서 자세하게 살펴보기로 하자.

Point

1. 인간의 노화와 그 결과물인 죽음은 과학이 아무리 눈부시게 진보하더라도 피할 길이 없다.
2. 생리적인 노화는 유성생식을 하는 다세포생물의 한계로, 극복할 수 없다.
3. 그러나 병적 노화에는 대처 가능하다.

제3장

뼈의 역할과 구조를 분석하라

長壽革命

15 뼈의 역할
- 형태를 유지한다

뼈의 역할은 무엇일까? 누구나 먼저 떠올리는 것은 건축물의 골조 같은 물리적인 버팀목으로서의 뼈일 것이다. 이 같은 역할은 다시 몇 가지로 나눌 수 있다. 먼저 형태를 유지하는 뼈의 역할을 살펴보자.

우리 몸의 형태, 특히 얼굴형과 용모를 결정하는 데 뼈는 매우 중요한 역할을 한다. 얼굴에 나타나는 여러 특징은 뼈에 의해 형성되며 유지된다. 뼈의 형태가 바뀌면 용모가 확 바뀌는 예를 가까이에서 직접 본 독자도 있을 것이다. 인간은 얼굴 형태에 특히 민감한 지각력을 가지고 있다. 아주 약간이라도 얼굴뼈가 손실되거나 변형되면 인상이 크게 달라진다. 예를 들어 암이나 사고 등으로 얼굴뼈를 일부 상실한 환자들의 용모에선 극적인 변화가 느껴진다. 이런 환자들의 경우 뼈가 형체 유지에 중요하다는 사실은 일상생활에서 실감하는 절실한 문제다. 그 때문에 잃어버린 용모를 조금이라도 개선하기 위한 갖가지 치료법이 시도된다.

희귀한 사례지만 호르몬 이상으로 용모가 변화하는 경우도 있다. 유명한 것으로 뇌하수체에서 성장호르몬이 과도하게 분비되어 나타나는 말단비대증이라는 병이 있다. 이 병은 본인도

얼굴 모양을 결정하는 뼈의 역할

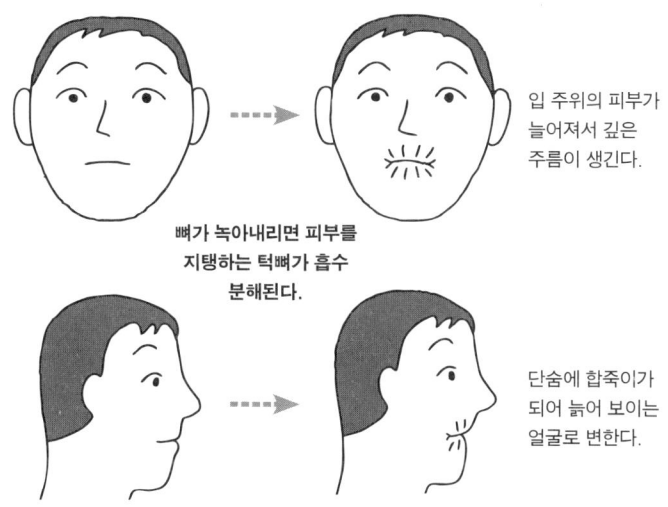

입 주위의 피부가 늘어져서 깊은 주름이 생긴다.

뼈가 녹아내리면 피부를 지탱하는 턱뼈가 흡수 분해된다.

단숨에 합죽이가 되어 늙어 보이는 얼굴로 변한다.

알아차릴 수 없을 정도로 아주 느릿느릿 진행되는데, 호르몬의 영향으로 얼굴과 턱뼈 및 연골 조직이 이상 성장을 일으켜 거인 같은 용모로 변한다. 거리를 걷다 이따금 이 병에 걸린 것으로 의심되는 사람과 마주칠 정도로 특징적인 얼굴 모양을 갖는다. 의사는 대개 이 병이 의심되는 사람이 있으면 젊은 시절부터의 사진을 시간 순서대로 가져오라고 한다. 일반적으로 병에 걸리기 전의 용모는 현재의 용모와 깜짝 놀랄 정도로 달라 사진을 보면서 환자 자신도 시간과 더불어 서서히 일어난 변화를 감지할 수 있을 정도다.

나중에 다시 언급하겠지만 잇몸병으로 치아가 빠지면 치아를 지탱하는 턱뼈가 제 역할을 하지 못해 분해되고 흡수된다. 머리털이 빠지면 두피가 위축되어 얇아지고 반질반질해지는 것과 비슷하다. 사용하지 않는 부분에는 자원을 보내지 않는 우리 몸의 합리적인 작용에서 비롯된 현상이다.

턱뼈가 줄어들면 피부의 탄력이 떨어져 입 주위에 주름이 생겨 합죽이가 되며 얼굴이 한층 더 늙어 보인다. 이와 같은 주름은 임상적인 치료가 매우 까다롭다.

이처럼 얼굴형을 결정하는 데 뼈의 역할은 매우 중요하다.

Point

1. 뼈는 물리적 버팀목 역할을 한다.
2. 물리적인 지지 기반으로서 뼈의 가장 중요한 역할은 형태 유지로, 얼굴 모양을 결정한다.
3. 인간은 얼굴형에 민감해 아주 작은 변형과 결손도 금세 알아차린다.

16 뼈의 역할
– 근육의 힘을 전달한다

물리적인 지지 기반으로서 뼈의 두 번째 역할은 근육이 보낸 힘을 전달해 우리 몸을 움직이게 하는 것이다. 인간이 중력에 짓눌리지 않고 땅 위에 서 있을 수 있는 것은 뼈 덕분이다. 인간의 몸은 누워 있든 서 있든 뼈 덕택에 일정한 형태를 유지할 수 있다. 나아가 뼈는 근육의 힘을 전달해 우리 몸을 중력에 대항해 바로 설 수 있게 한다. 물론 관절을 매개로 한 다양한 운동(걷고 달리고 던지는 등)도 모두 지렛대로서 뼈의 역할에 기인한다.

이와 같은 뼈의 고마운 역할은 근육에 해당하는 조직을 가지고 있으면서도 인간 같은 단단한 뼈가 없는 해파리를 떠올려 보면 이해하기 쉽다. 해파리는 물속에서는 불안정해도 어느 정도 형태를 유지하고 운동하지만 지상에 올라온 순간 중력을 이기지 못하고 찌그러져 움직이지 못한다. 하지만 바닷속에서는 우수한 신체능력을 활용해 단단한 껍질을 지닌 갑각류(새우나 게 등)나 패류를 공격하기도 한다. 같은 이유로 바다의 무법자 문어도 뭍에만 올라오면 자신의 실력을 제대로 발휘하지 못한다. 중력을 이겨 내기 위해서는 연골만으로는 불충분하다. 뼈가 없으면 중력에 버티지 못한다는 것은 진화 과정에서 연골어

중력과 뼈의 관계

해파리 등 연체동물

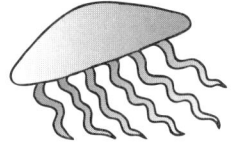

바닷속(부력이 큼)
불안정하지만 어느 정도의 형태를 유지하며 자유롭게 운동한다.

지상에 올라오면

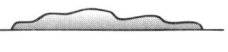

지상(중력이 큼)
중력을 이기지 못하고 납작하게 찌그러져 움직이지 못한다.

인간 등 척추동물

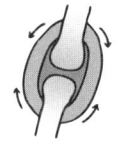 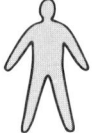

지상(중력이 큼)
뼈가 근육의 힘을 전달해 똑바로 설 수 있다.

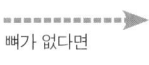 뼈가 없다면

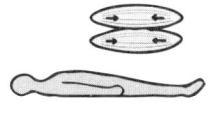

지상(중력이 큼)
근육이 아무리 수축되어도 몸을 일으킬 수 없다.

류가 육지에 올라오지 못했다는 사실로도 추측 가능하다. 이런 이유에서 딱딱한 뼈를 가진 어류에서 진화한 양서류가 육지에 나타난 최초의 생명체로 추정된다.

중력을 이겨 내는 또 하나의 전략은 절지동물(갑각류와 거미류, 곤충류를 포함)처럼 각피(cuticula)로 이루어진 외골격을 발달시키는 방법이다. 하지만 절지동물은 성장해서 몸집을 불리기 위해서는 탈피를 거쳐야 하기 때문에 외적 성장에 한계가 있다.

뼈의 중요한 역할은 실험으로도 증명된 바 있다. 뼈가 형성되는 데 중요한 역할을 하는 유전자를 인공적으로 파괴한 실험용 쥐를 만들어 낸 적이 있는데, 이 쥐는 선천적으로 단단한 뼈가 없기 때문에 폐를 부풀려 호흡하기 어려워 바로 사망하고 말았다.

일본의 역사서인 『고서기』나 『일본서기』에 발목이 불편한 '히루코가미[蛭子神]'가 태어났다는 이야기가 있는데, 위와 비슷한 이유로 뼈가 없이 태어난 아기를 이르는지도 모른다. 물론 발목이 불편한 원인은 뼈 이외에도 신경이나 근육 등 여러 가지가 있으므로 이 문장만으로는 확신할 길이 없다.

뼈 덕분에 우리는 중력이 있는 지상에서도 정상적인 생활을 영위할 수 있는 셈이다. 이처럼 삶의 질에 대한 뼈의 공헌은 이루 헤아리기 힘들 정도다.

Point

1. 물리적인 지지 기반으로서 뼈의 두 번째 역할은 근육이 보내는 힘을 몸에 전달하는 지렛대 역할이다.
2. 인간이 지구의 중력에 굴하지 않고 똑바로 서 있을 수 있는 이유는 지렛대로서 뼈의 역할 덕분이다.
3. 걷고 달리고 던지는 운동이 가능한 것도 지렛대로서 뼈의 역할 덕분이다.

17 뼈의 역할
- 내장을 보호한다

물리적인 지지 기반으로서 뼈의 세 번째 역할은 체내 장기 보호다. 인간의 뼈는 곤충의 껍질같이 몸 바깥에 형성된 골격, 이른바 '외골격'에서 발달했다고 여겨진다. 지금까지의 화석 연구로 보아 뼈를 가지고 나타난 최초의 생물은 고생대 오르도비스기(Ordovician Period)에 나타난 갑옷처럼 전신이 외골격으로 둘러싸인 '갑주어(ostracoderm)'라 부르는 원시적인 어류인 '이갑류(heterostraci)'로 추정된다.

갑주어보다 약간 더 후대에 해당하지만 던클레오스테우스(dunkleosteus)라는 고대 데본기에 살았던 거대한 어류 모형을 동경국립과학박물관이나 후쿠시마 현의 수족관인 '아쿠아리움 후쿠시마' 등에서 본 적이 있는 독자도 있지 않을까 한다. 던클레오스테우스의 두부는 투구같이 두툼한 뼈조직으로 뒤덮여 있어 마치 전쟁터의 장갑차 같은 박력이 느껴진다.

이 뼈는 어류, 양서류, 파충류, 포유류로 진화가 이루어지면서 꼬리 부분이 짐차 퇴화되어 왼새 우리 인간에게는 얼굴뼈와 머리뼈, 목 아래 오목하게 들어간 부분을 형성하는 쇄골의 일부로만 남았다. 그래도 머리뼈는 지금도 본래의 임무를 야무지게 이어받아 부드럽고 약한 뇌를 외부의 충격으로부터 지켜 준

뼈(외골격)의 진화

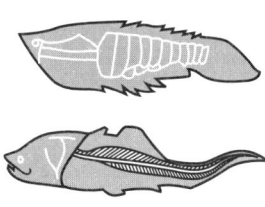
턱이 없는 물고기
이갑류

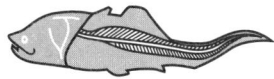
턱이 있는 물고기

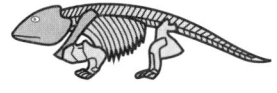
양서류

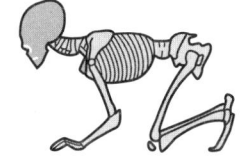
포유류

진화 방향

최초의 뼈는 적으로부터 몸을 지키는 갑옷으로서, 피부에서 발달했다.
원시생물의 외골격은 전신을 뒤덮었지만 차츰 퇴화해 머리 부분만 남았다.
인간의 두개골은 외골격의 흔적으로,
연약한 뇌를 외부의 충격에서 보호하는 역할을 한다.

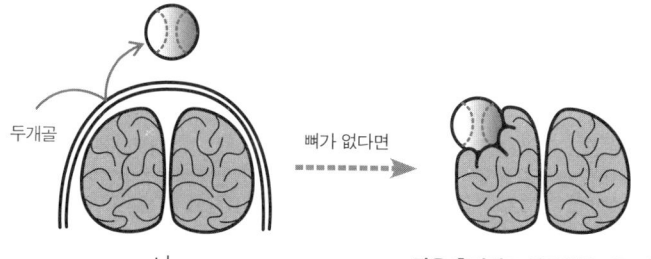

다. 두개골이 없다면 머리에 아주 작은 부상만 생겨도 치명적일 것이다.

외골격에서 발달한 뼈가 퇴화되어 일부밖에 남지 않았다면, 그 밖에 팔다리, 어깨, 허리 등등의 뼈는 어디에서 왔을까? 이들 뼈는 사실 연골에서 만들어졌다. 조금 더 정확히 말한다면 연골의 틀이 먼저 만들어지고 이것이 뼈로 바뀌었다. 이러한 뼈 형성 과정을 '연골 내 골화'라고 한다. 외골격에서 유래한 뼈 이외의 모든 뼈는 얼핏 생각하기에 다소 굼뜨게 느껴지는 이 과정을 거쳐 만들어진다. 이들 뼈는 몸 바깥이 아닌 안에서 만들어지므로 '내골격'이라 한다. 연골 내 골화의 원리는 나중에 다시 설명하겠다. 여기서는 원시적인 어류에서 유래한 투구 모양의 뼈가 지금도 두개골 형태로 우리 뇌를 지켜 주는 중요한 역할을 한다는 것만 기억하자.

Point

1. 물리적인 지지 기반으로서 뼈의 세 번째 역할은 체내 장기 보호다.
2. 원시적인 물고기의 머리뼈는 투구 모양 외골격으로 발달했지만 이후 두부를 남기고 퇴화되었다.
3. 두개골은 지금도 연약한 뇌를 외부의 충격에서 지켜 준다.

18 뼈의 역할
– 칼슘 저장고

뼈에는 많은 양의 칼슘이 인산칼슘 형태로 들어 있다. 칼슘이 물리적인 지지 기반으로서 뼈의 역학적 강도에 중요하다는 사실은 앞서 언급했지만, 혈중 칼슘 농도를 일정하게 유지(이를 '항상성'이라 한다)하는데도 중요한 역할을 한다.

생물은 본래 바닷속에서 탄생했다고 여겨진다. 뭍으로 올라온 생물에게 건조한 육지의 환경은 바다와 완전히 다른, 가혹한 것이었다. 그래서 생물은 몸의 구조를 육지에 맞게 바꾸는 동시에 기나긴 세월에 걸쳐 몸속에 바다의 환경을 만들었다. 그것이 혈액의 기원으로 추정된다.

혈액의 구성 성분이 일정하게 유지되는 것은 우리 세포가 제대로 활동하는 데 있어 매우 중요하다. 그중에서도 칼슘 이온은 세포의 정상적인 활동에 중요한 역할을 하기 때문에 혈중 농도가 엄밀하게 통제되는 원소 중 하나다. 인간의 혈중 칼슘 정상치는 $8 \sim 10 \, mg/dl$로, 어떠한 환경에서도 이 수치 내의 변동밖에 일어나지 않는다. 바닷속은 칼슘이 풍부하지만 육지는 칼슘이 적은 환경이다. 따라서 생물은 몸속에 칼슘을 저장하고 확보해야 한다. 칼슘 저장 기관으로서 뼈가 처음 나타난 것은 육지에 최초로 상륙한 양서류가 아닌, 경골어류 때부터라고 한

뼈(내골격)의 진화

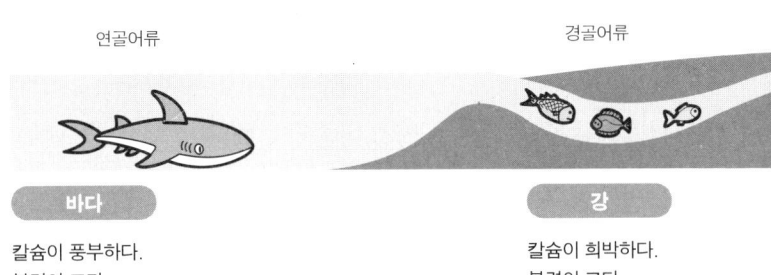

칼슘 저장 기관으로 내골격이 발달

다. 우리가 오늘날 바다에서 흔히 보는 도미나 광어 등 고등 어류의 선조가 이에 해당한다.

칼슘이 풍부한 바닷속에 사는 어류에게 왜 칼슘 저장 기관이 필요했을까? 화석 연구에 따르면 경골어류의 선조는 어느 시기에 바다에서 강으로 진출했다. 강물은 담수로, 바다에 비해 칼슘이 결핍된 환경이다. 그 때문에 칼슘 저장 기관으로 내골격이 발달했다는 의견이 제기됐다. 바다에서 육지로 급작스럽게 진출한 것이 아니라, 강을 거쳐 육지로 왔다고 생각해도 무방할 것이다. 강에서 진화를 거친 경골어류는 이후 일부가 바다로 돌아가 현재 바다에서 가장 번성한 어류가 되었다.

그런 연유로 뼈는 칼슘을 저장하게 되었다. 인간의 경우, 몸

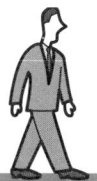

양서류　　　　　　　　　파충류　　　　　　　　　포유류

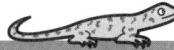

육지

칼슘이 희박하다.
중력이 크다.

┄┄┄┄► **뼈(내골격)가 땅 위에서 몸을 지탱하는 역할을 한다.**

무게가 60킬로그램인 사람은 대략 1킬로그램이나 되는 많은 양의 칼슘을 뼈 속에 축적하고 있다. 다른 무기물과 비교하면 이는 독보적인 양이다. 요약하자면, 뼈는 칼슘 저장 기관으로서 혈중 칼슘 농도를 조정하는 중요한 역할을 한다.

💬 Point

1. 뼈는 많은 양의 칼슘을 축적하고 혈중 칼슘 농도를 일정하게 유지하는 역할을 담당한다.
2. 혈중 칼슘 농도는 세포의 정상적인 활동에 매우 중요해, 엄밀하게 조절된다.
3. 칼슘이 풍부한 바다에서 강으로, 다시 육지로 진출하는 과정에서 뼈가 칼슘 저장 기관으로 발달했다고 추정된다.

19　뼈의 역할
- 혈액을 만든다

　최근에 밝혀진 놀라운 뼈의 역할이 있다. 바로 골수에서의 혈액 생산이다.

　혈액은 산소를 몸 구석구석까지 운반하는 역할을 한다. 피를 붉게 보이게 하는 성분인 적혈구가 120일가량, 이물질과 싸우는 면역 등을 담당하는 백혈구가 며칠에서 몇 년, 지혈 등에 관여하는 혈소판이 10일 정도 산다. 이들은 끊임없이 생산되고 새로 보충된다. 골수는 혈액의 원천이 되는 세포로, 말하자면 '조혈줄기세포'의 보금자리인 셈이다. 이 조혈줄기세포가 새로운 혈액세포를 만들어 낸다. '조혈(造血)'이란 말 그대로 '피를 만든다'는 뜻이다.

　골수에는 조혈이 왕성하게 이루어져 붉은 빛을 띠는 적색 골수와 조혈이 감소하여 지방조직이 많아 누르스름한 빛을 띠는 황색 골수가 있다. 갓난아기의 골수는 대부분 적색 골수인데, 성장하면서 적색 골수는 몸 중심부의 뼈로 물러난다.

　골수가 혈액의 근간이 되는 조혈줄기세포의 보금자리기 된 것은 진화의 역사상 그다지 오래된 일이 아니다. 어류와 양서류(개구리 등)는 비장이라는 장기가 주된 조혈의 장소다. 골수가 주된 조혈의 장소가 된 것은 파충류(도마뱀 등) 이후로 생각된

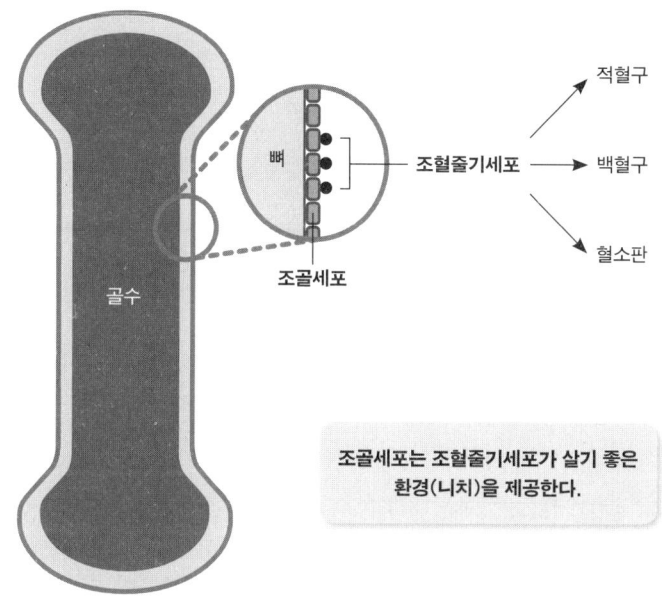

조골세포는 조혈줄기세포가 살기 좋은 환경(니치)을 제공한다.

다. 이러한 진화의 흔적은 인간의 발생 과정에도 남아 있다. 인간이 태어나기 전 어머니 배 속에 있을 때 조혈은 간과 비장에서 이루어지는데, 출산 시간이 다가올수록 골수로 조혈줄기세포가 옮겨간다.

인간의 조혈 과정을 조금 더 상세하게 살펴보자. 임신 2~3주가 되면 태아의 난황낭이라는 조직에서 원시적인 조혈이 일어나는데, 임신 10주 무렵이 되면 사라진다. 임신 1개월부터는 간에서 주로 적혈구의 조혈이 이뤄지는데, 임신 3~6개월쯤 정점에 달한다. 같은 시기 비장에서도 약 30퍼센트 규모로 조혈이 이루어진다. 골수에서의 조혈은 임신 4개월 무렵 시작되어, 백혈구와 혈소판이 본격적으로 만들어진다. 임신 7개월 이후에는 골수에서의 조혈이 간과 비장에서의 조혈을 웃돌며, 출생 이후에는 골수가 유일한 조혈기관이 된다.

최신 연구 결과에 따르면 조혈줄기세포가 살기 좋은 보금자리(이를 '니치(niche)'라 한다)를 만드는 데 뼈를 형성하는 조골세포가 크게 공헌한다는 사실이 밝혀졌다. 조골세포가 뼈를 만들 뿐만 아니라 조혈에도 적극적인 역할을 한다는 사실은 놀랍기 그지없다.

재미있게도 무겁고 치밀한 뼈를 가졌지만 바닷속에서 사는 포유류는 뼈 속에 빈 공간이 적고, 그 대신 비장과 간에서 조혈이 이뤄진다고 한다. 이를 골수 외 조혈이라 한다. 인간 역시 병으로 조혈을 위한 골수의 빈 공간이 없어질 경우, 유사한 현상이 나타난다. 이는 골수에서 혈액을 만드는 과정이 진화적으로 비교적 새롭고, 유연하다는 사실을 보여 준다. 이처럼 뼈는 골수에서 혈액을 만드는 데도 중요한 역할을 한다.

Point

1. 골수에서는 적혈구, 백혈구, 혈소판 등의 혈액 모든 성분이 만들어진다.
2. 골수는 혈액의 원천이 되는 조혈줄기세포의 보금자리가 된다.
3. 뼈를 만드는 조골세포는 조혈줄기세포가 살기 좋은 안락한 환경을 제공한다.

20 뼈의 생성 과정
- 뼈는 철근콘크리트

물리적인 지지 기반으로 중요한 역할을 하는 뼈조직은 다른 장기와 크게 다른 특징이 있다. 일반적으로 장기의 70~80퍼센트는 수분으로, 나머지 20~30퍼센트는 단백질과 지질 등 유기물(탄소 원자를 기본 골격으로 하는 화합물)로 이루어져 있다. 연령이 변수로 작용하지만, 뼈의 수분 함량은 10퍼센트 정도로 매우 낮고, 나머지 70퍼센트가량은 무기물(유기물 이외의 화합물)인 인산칼슘이 차지한다. 이렇게 무기물이 많은 조직은 뼈와 치아밖에 없다.

뼈의 유기물 비율은 20퍼센트가량인데, 그중 90퍼센트 정도를 섬유상 단백질인 콜라겐이 점한다. 건축에 비유하면 콜라겐은 철근 같은 유연한 골조를 이룬다. 그 골조 주위에 시멘트 역할을 하는 인산칼슘이 정착되어 단단하면서도 유연한 우리 몸의 뼈가 만들어지는 것이다. 쉽게 말해 뼈는 철근콘크리트 구조와 같다. 그 외의 유기물로, 매우 적은 양이지만 프로테오글리칸(proteoglycan), 오스테오칼신(osteocalcin), 갖가지 성장인자가 뼈에 포함되어 있는데, 이들은 매우 중요한 역할을 한다. 프로테오글리칸과 오스테오칼신은 뼈의 구조에 크게 이바지한다. 성장인자는 골세포에 작용해 증식과 분화를 억제하는 것으

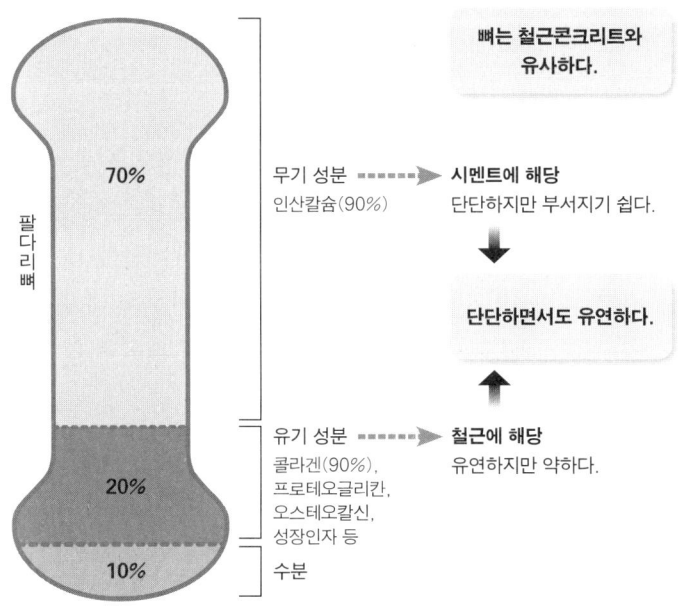

로 추정된다.

만약 뼈가 인산칼슘이라는 무기 성분으로만 만들어졌다면 단단하지만 자칫하면 부러지기 십상일 것이다. 반대로 만약 콜라겐을 중심으로 하는 유기물로만 만들어졌다면 유연하고 부드러워 조그만 힘에도 낭창낭창 구부러져 체중을 지탱하지 못할 것이다. 하지만 이 두 무기 성분과 유기 성분이 어우러져 각각의 단점을 극복해 탁월한 구조 재료가 된다.

나는 뼈의 결손 및 변형을 치료하기 위해 인공 뼈를 연구해 왔다. 인공 뼈의 소재로는 뼈의 주성분인 인산칼슘을 사용한다. 인산칼슘은 우리 몸의 일부로 인식되어 리모델링을 거쳐 분해되고 흡수되어 정상 조직으로 치환되므로 인체와의 궁합 면에서는 이상적인 소재라고 할 수 있다. 하중이 가해지지 않는 안면 등의 뼈를 치료할 때는 이 인공 뼈가 매우 유효하다. 반면 하중이 가해지는 부분에 인공 뼈를 사용하기 위해서는 인산칼슘만으로는 역학적 강도가 부족하다. 앞으로는 뼈의 구조를 모방해 인산칼슘과 철근에 해당하는 고분자 소재 등을 조합한 복합 재료가 유망하리라 생각한다. 즉 뼈의 우수한 특성을 발휘하려면 인산칼슘과 콜라겐이라는 서로 다른 재료를 복합화하는 과정이 중요하다.

Point

1. 뼈는 70퍼센트가 무기질인 인산칼슘으로 이루어져 있으며, 수분은 10퍼센트로 적다.
2. 유기물의 90퍼센트가량을 콜라겐이 차지한다.
3. 단단한 인산칼슘과 유연한 콜라겐이 조합되어 뛰어난 복합 구조 재료가 만들어진다.

21 | 뼈의 구조
― 연골 내 골화, 연골에서 뼈가 만들어진다

연골 내 골화에서는 먼저 특정한 기능을 하는 세포가 되지 못한 '미분화 세포'가 모여 덩어리를 이룬다. 이 미분화 세포는 미래의 뼈로 대략적인 꼴을 갖추어 간다. 미분화된 세포에서 연골세포가 분화되고 연골의 틀이 갖추어지는 것이다. 연골세포는 얼추 집단의 모양을 유지하며 분열을 반복하면서 점점 커진다. 연골의 틀이 어느 정도 커지면 평범한 연골세포가 더욱 분화되어 중심부에 '비대 연골세포'라는 특수한 연골세포가 출현한다. 비대 연골세포는 글자 그대로 팽창한 거대 세포다. 비대 연골은 연골이 뼈로 바뀔 때 가교 역할을 하는 조직이다.

비대 연골세포는 자기 주위에 기질을 형성하는 물질을 분비해 일종의 발판인 '기질'에 칼슘이 엉겨 붙어 단단하게 굳도록 하는 역할을 한다.(이를 '석회화'라 한다) 그와 동시에 여러 성장인자를 분비하고 골세포(조골세포와 파골세포)와 혈관세포를 불러 모아 스스로는 아포토시스를 맞이하고 석회화된 기질을 남긴다.

이와 같이 석회화된 비대 연골 기질 주위에 뼈조직(이를 '골격'이라 한다)이 형성되는 동시에 그 내부에 혈관이 침입한다. 혈

연골 내 골화

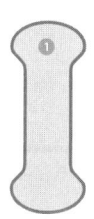
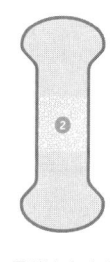
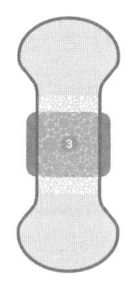
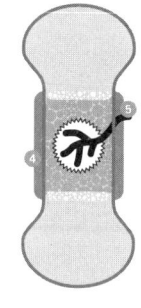

연골이 증식 | 중심부에 비대 연골 출현 | • 비대 연골의 기질 석회화와 아포톱시스 진행. • 이와 함께 주위에 골격 형성 | • 석회화한 비대 연골 기질로 혈관 침입 • 뼈와 골수 형성

❶ 증식연골 ❷ 비대 연골 ❸ 석회화 연골
❹ 골격   ❺ 혈관 침입과 일차 골화 중심

관과 함께 골세포도 침입해 석회화된 비대 연골 기질을 발판 삼아 안쪽에서도 뼈(이를 '일차 골화 중심'이라 한다)를 형성해 간다. 안쪽 부분에는 혈액의 원천이 되는 세포가 정착해 골수를 형성한다.

이 같은 과정을 거쳐 연골은 바깥쪽과 안쪽에서 동시에 점차 뼈로 바뀌어 간다. 마지막에는 뼈의 양 끝에만 연골이 남아 관절연골이 된다. 어떤 의미에서 비대 연골은 연골이기를 포기하고 자신의 역할을 뼈에게 양보할 때 비로소 임무를 완수하는 조직이라고 할 수 있다. 이 같은 희생은 나중에 다시 설명하겠지만 퇴행성관절염이라는 연골 질환에도 등장한다.

연골 내 골화로 만들어진 내골격은, 예를 들면 팔다리뼈같이 기본적으로 지상에서의 운동을 가능하게 하며, 두툼한 신경인 척수를 둘러싼 등뼈(척추)나 폐와 심장을 둘러싼 갈비뼈(늑골), 하복부의 장기를 감싼 요골(골반)같이 체내 장기를 보호하는 역할도 아울러 맡는다. 연골 내 골화에서는 연골의 모양이 만들어지고, 비대 연골을 매개로 뼈와 골수로 바뀌어 간다는 점이 중요하다.

Point

1. 연골 내 골화에서는 뼈가 아니라 먼저 연골이 만들어진다.
2. 연골의 일부가 비대 연골로 분화해 주위 기질을 석회화하고 스스로는 죽는다.
3. 석회화된 기질은 혈관의 침입을 받아 뼈와 골수로 바뀌어 간다.

22 뼈의 구조
- 혈중 칼슘 농도를 일정하게 유지한다

그렇다면 뼈에 축적된 칼슘은 어떻게 출입이 제어될까? 혈중 칼슘이 적은 양이라도 줄어들면 목 부근에 있는 특수한 기관인 '부갑상선'이 이를 감지하고 부갑상선 호르몬이라는 물질을 분비한다. 이 호르몬은 혈액 속을 여행해 뼈를 만드는 조골세포에 작용해, 이를 매개로 뼈를 녹이는 파골세포를 동원한다. 파골세포는 산과 단백질 분해효소를 분비해 뼈를 녹여 혈액 속으로 칼슘을 방출한다. 이렇게 해서 혈중 칼슘 농도가 상승한다. 부갑상선 호르몬은 뼈에 작용할 뿐 아니라, 신장에도 영향을 미쳐 혈액에서 소변으로 칼슘이 빠져나가는 것을 막는다. 이 외에 칼슘에 중요한 또 다른 호르몬인 비타민 D의 활성화를 촉진한다.

비타민 D는 콜레스테롤을 원료로 해 일광 자외선의 작용으로 피부에서 만들어진다. 생선 등을 먹어도 섭취된다. 햇빛이나 음식에서 합성된 비타민 D는 간과 신장에서 활성화된다. 부갑상선 호르몬은 신장에서의 활성화를 조절한다. 활성화된 비타민 D는 혈액 속을 떠돌다가 소장에 작용해 음식으로부터의 칼슘 흡수를 촉진한다. 이러한 과정을 거쳐 혈중 칼슘 농도가 상승한다.

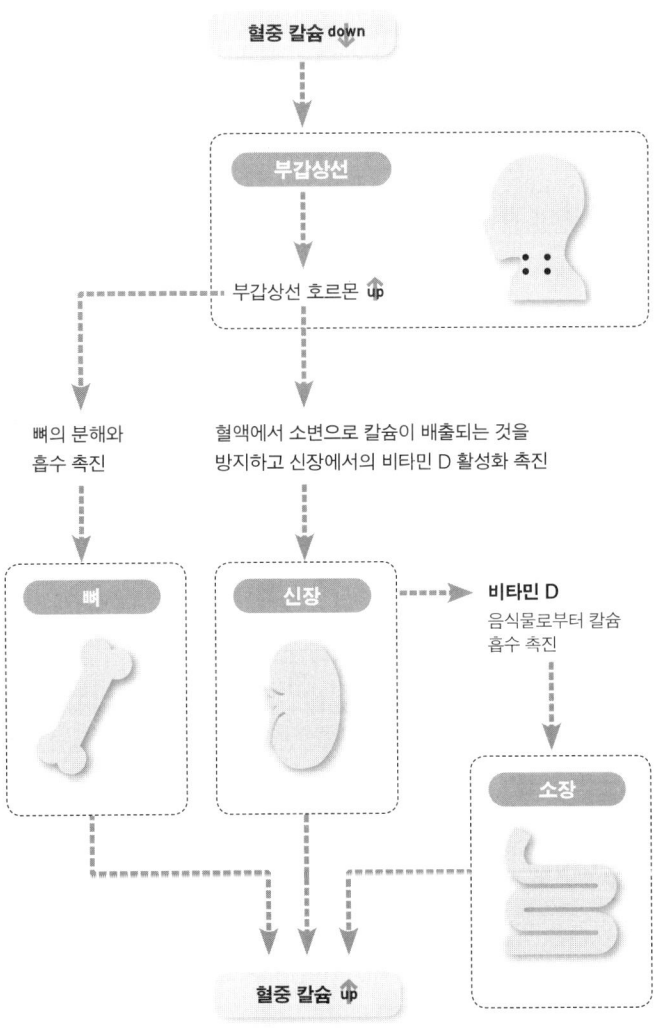

반면 혈중 칼슘 농도가 상승했을 때는 반대의 기전이 일어난다. 부갑상선 호르몬 분비가 저하되고 뼈에는 칼슘이 쌓이며, 신장에서는 혈액으로부터 소변으로의 칼슘 배출이 증가한다. 더불어 소장에서는 음식물로부터의 칼슘 흡수가 저하된다. 이렇게 해서 혈중 칼슘 농도가 낮아진다. 이처럼 혈중 칼슘 농도는 매우 엄격하게 조절된다.

혈중 칼슘 농도 조절은 우리 몸에 최우선 사항이다. 만약 혈중 칼슘이 내려가면 우리 몸은 뼈를 분해하고 흡수해 희생시켜서라도 농도를 높이려고 한다. 그러므로 뼈 건강을 위해서는 혈중 칼슘 농도를 유지하는 데 충분한 주의를 기울여야 한다.

Point

1. 혈중 칼슘이 저하된 경우 부갑상선이 이를 감지해 부갑상선 호르몬이라는 물질을 내보낸다.
2. 부갑상선 호르몬은 뼈와 신장 및 소장에 작용해 혈중 칼슘 농도를 높인다.
3. 혈중 칼슘 농도 유지는 우리 몸에 최우선 사항이므로 뼈를 녹여서라도 칼슘 농도를 높이려 한다.

23 뼈의 구조
― 리모델링으로 뼈는 늘 파괴된다

뼈를 무기물인 철근콘크리트에 비유했지만, 뼈에는 무기물과 결정적으로 다른 특징이 있다. 철근콘크리트는 한 번 사용하면 건물을 해체할 때까지는 그대로지만 뼈는 늘 부분적으로 부서지고 다시 만들어진다. 이를 뼈의 리모델링이라고 한다. 기껏 만들어 놓고 왜 일부러 부수냐는 생각이 들겠지만, 사실 여기에 뼈가 가진 구조 재료로서의 탁월함이 숨어 있다.

인공적으로 뼈를 만들 경우 처음에 아무리 탄탄한 재료(예를 들어 스테인리스 등의 금속)를 써서 고강도로 만들어도 하중을 받다 보면 미세한 균열이 축적되어 역학적인 특성이 점차 떨어져 결국엔 뎅겅 부러지고 만다. 하지만 뼈는 부단히 자잘한 이상을 감지해 파골세포가 문제가 생긴 부위를 파괴하고 조골세포와 협력해 깨끗한 뼈를 새로 만들어 낸다. 또한 환경에 적응해 최적의 강도를 내도록 뼈의 모양을 바꿀 수도 있다. 뼈의 리모델링은 우리가 알아차리기 힘들 정도로 미세한 사건이지만, 우리 몸 전체에서 방대하게 이루어지는 작업이다. 지금 이 순간에도 우리 몸속의 수백만 곳에서 뼈의 리모델링이 진행되고 있다고 봐도 무방하다.

이 같은 과정으로 인간의 뼈는 종류에 따라 다르지만, 대

뼈의 리모델링 과정

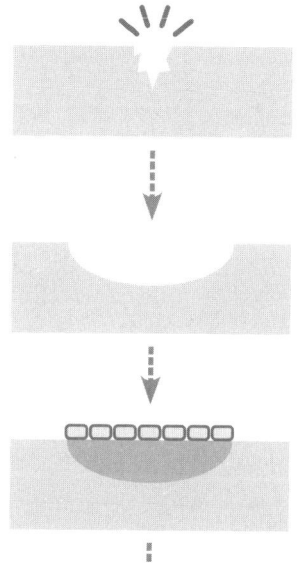

뼈에 작은 상처가 난다.

파골세포가 상처와 그 주위를 분해하고 흡수한다.

조골세포가 새로운 뼈로 수복한다.

원래대로 회복된다!

인공물로는 결코 흉내 낼 수 없는 구조

- 지금 이 순간에도 우리 인간의 몸에서는 100만 곳 이상에서 리모델링이 일어나고 있다.
- 대략 10년 주기로 재료가 교체된다.
- 관리만 잘하면 100년은 거뜬히 버틴다.

략 10년을 주기로 완전히 새로 만들어진다. 지금 당신의 뼈는 10년 전의 뼈와 비교하면 겉보기에는 거의 변하지 않았지만 새로운 재료로 완전히 대체된 셈이다. 항상 뼈의 이상을 감지하고 수리하는, 이 같은 리모델링 시스템을 유지하기 위해서는 막대한 에너지와 노력이 든다. 이러한 리모델링 덕택에 정상적인 뼈는(사고를 당한 경우는 별개로 치더라도) 100년 이상 굳건하게 버티며 우리의 일상 활동을 뒷받침해 준다.

인공적으로 뼈를 만들려는 시도는 오래전부터 있었지만 리모델링까지 포함해 완전히 모방하는 데는 그 정교함과 복잡함을 감안하면 상당한 어려움이 있다. 오히려 이와 같은 생체 시스템을 그대로 차용해 이용하는 편이 실리적이다. 다시 말해 에너지를 사용하면서도 끊임없이 뼈를 부수고 만들어 가는 리모델링의 원리가 뼈라는 뛰어난 구조 재료를 만들어 내는 중요한 열쇠라고 할 수 있다.

Point

1. 뼈는 늘 부분적으로 부서지고 다시 만들어진다.
2. 항상 세세한 이상을 감지해 수복하고 환경에 적응해 모양을 바꾼다.
3. 뼈의 성분은 대략 10년 주기로 바뀌며 100년 이상 간다.

24 뼈의 생리적인 노화

지금부터 뼈의 생리적인 노화에 관해 살펴보자. 뼈의 양은 20~40세 사이에 정점에 이르고, 그 후 완만하게 감소한다. 여성의 경우 폐경기 이후에 급격하게 감소하는 모습을 보인다. 이는 여성의 성선인 난소가 노화로 기능 저하를 일으켜 난소에서 분비되는 여성호르몬인 에스트로겐이 급격하게 감소하는 것이 주된 요인이다. 에스트로겐이 줄어들면 뼈를 부수거나 만드는 리모델링 과정에서 뼈를 파괴하는 파골세포의 작용이 평소보다 활발해져 뼈의 양이 감소한다.

여성의 경우, 완만하게 뼈의 양이 감소하는 데 에스트로겐 저하가 주요 원인으로 작용한다고 추정된다. 남성의 경우 예전에는 뼈의 양이 완만하게 감소하는 현상을 남성의 성선인 고환의 기능이 저하되어 고환에서 분비되는 남성호르몬인 테스토스테론이 줄어들기 때문이라고 여겨졌다. 그러나 최신 연구에서는 남성 역시 테스토스테론에서 만들어진 에스트로겐의 저하가 뼈의 양 감소와 관계있다고 추정한다. 만성적으로 에스트로겐 저하가 일어나면, 뼈에 대한 작용보다 신장에서의 칼슘 배뇨가 증가하고, 장에서 칼슘 흡수 저하 등의 작용이 우위를 보여 혈중 칼슘 저하를 초래한다. 혈중 칼슘 농도가 저하되면

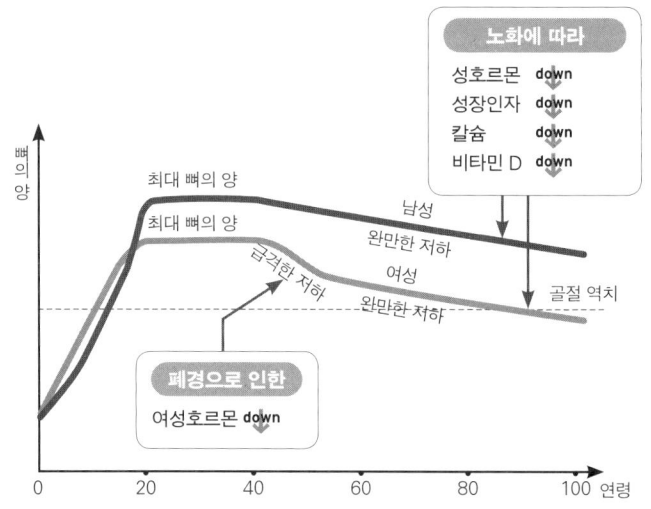

부갑상선 호르몬이 분비되어 뼈의 흡수가 촉진된다.

그 밖에 주목을 받는 인자로 인슐린양 성장인자1(IGF-1)이라는 물질이 있다. 이 물질은 성장에 필수적인 분자로, 뼈의 형성을 촉진한다고 생각된다. 뼈 속에 있는 IGF-1은 노화와 함께 감소하는데, 혈중 IGF-1 농도와 뼈의 양 사이에는 정비례 관계가 성립한다.

노화와 관련된 동물 모델로 요 몇 년 사이에 유명해진 클로토 마우스(Klotho Mouse)가 있다. 이 실험용 쥐에게는 클로토(일본 연구진이 발견한 인간의 KL유전자에 의해 생성되는 효소. 노화와 관계된 단백질 효소로, 그리스신화에 나오는 운명의 세 여신인 모이라이 자매 중 인간의 운명의 실을 잣는 클로토에서 이름을 따왔다 — 옮긴이)라는 유전자가 없기 때문에 수명 단축과 동맥경화 등의 갖가지 노화 증상이 나타난다. 골다공증도 그중 하나다.

세포 수준에서 관찰하면 노화와 함께 조골세포가 뼈를 형성하는 능력이 저하되어 간다. 그와 더불어 골수에 지방이 늘어난다. 더욱 중요한 것은 노화에 동반되는 칼슘 대사의 변화다. 고령자는 음식 섭취량이 줄어듦에 따라 칼슘 섭취량도 덩달아 감소해 비타민 D가 부족해지고, 간과 신장에서 비타민 D 활성화 능력이 저하되는 현상이 일어난다.

이런 원인이 복합적으로 작용해 혈중 칼슘 농도가 저하되면 부갑상선 호르몬이 분비되어 뼈의 흡수가 촉진된다. 노화에 동반되는 호르몬, 세포 기능, 칼슘 대사 등의 변화로 뼈의 양이 감소하는 것이다.

Point

1. 뼈의 양은 20~40세에 최고치에 이르고 그 이후 감소해 간다.
2. 여성호르몬 감소는 여성과 남성 모두에게 노화로 인한 뼈의 양 감소에 영향을 미친다.
3. 노화와 더불어 조골세포의 기능이 저하되고 칼슘 대사도 변화한다.

25 뼈의 병적 노화를 촉진하는 원인

다음으로 뼈의 병적인 노화에 대해 생각해 보자. 여기에는 몇 가지 중요한 위험인자가 있다. 영양학적으로 균형 잡히지 않은 식사는 큰 위험인자다. 칼슘이 부족해 혈중 칼슘 농도가 저하되면 우리 몸은 뼈를 희생해 녹여서라도 칼슘 농도를 높이려 한다. 그러므로 뼈 건강을 위해서는 칼슘과 비타민 D를 충분히 섭취할 필요가 있다. 단백질은 뼈의 구성 성분이 될 뿐 아니라 근육을 형성하고 근력을 유지하기 위해서도 중요하다. 비타민 K와 비타민 C, 마그네슘, 미량원소 섭취도 정상적인 뼈의 형성에 중요하다. 반대로 염분(나트륨)의 과다 섭취는 칼슘 배출을 증가시켜 뼈의 양 저하를 촉진할 가능성이 있다.

과도한 체중 저하 역시 위의 요인들과 함께 복합적으로 작용해 위험인자가 된다. 체중이 줄어들면 뼈의 재료가 결핍될 뿐 아니라 근력 또한 저하된다. 애연가에게는 애석한 소식이지만, 흡연도 위험인자로 작용한다. 흡연은 에스트로겐의 작용을 약화시켜 위와 장에서의 칼슘 흡수를 억제하고 소변으로의 칼슘 배출을 촉진한다는 연구 결과가 있다. 게다가 흡연은 잇몸병을 악화시켜 치조골의 감소를 촉진한다는 사실도 밝혀졌다. 과도한 알코올 섭취도 위험인자에 해당한다. 이는 알코올 자체의

뼈의 병적 노화를 일으키는 위험인자

식사	영양학적으로 균형 잡히지 못한 식사	칼슘, 비타민 D 부족 **혈중 칼슘 농도 저하로 뼈의 흡수와 분해가 일어난다.**
		단백질 부족 **뼈의 재료 부족, 근력 저하**
		비타민 K, 비타민 C, 마그네슘, 미량원소 부족 **뼈의 형성에 이상이 발생**
	과도한 체중 저하	영양 부족+근력 저하
운동	과도한 운동 부족	뼈의 분해와 흡수를 촉진 **사용하지 않는 뼈는 파괴된다.**
	과격한 운동	극도의 체중 감소와 무월경
기호품	흡연	칼슘 흡수 저하, 배설 증가
		잇몸병 악화
	과도한 알코올 섭취	영양 부족
	과도한 카페인 섭취	칼슘 배설 증가

작용이라기보다 식사의 영양학적 균형과 밀접한 관계가 있다. 확실한 인과관계는 밝혀지지 않았지만 과도한 카페인 섭취도 위험인자라는 보고가 있다.

과도한 운동 부족, 특히 와병생활을 하며 누워서만 지내는 상태는 위험인자로 작용한다. 거동이 불편해지면 뼈의 흡수가 촉진되고 뼈의 형성이 저하되어 뼈의 양이 급속히 줄어든다. 무중력 상태로 우주에서 활동하는 우주비행사들의 뼈의 양은 개인차가 있지만 일주일에 5퍼센트가량 감소한다. 반대로 운동, 특히 하중과 충격이 큰 운동은 뼈의 양을 늘린다. 하지만 과격한 운동을 해서 몸무게가 극단적으로 줄어들거나, 그 결과 여성의 경우 성선의 기능 저하가 초래되면 거꾸로 뼈의 양이 줄어든다. 예를 들어 장거리 육상 선수는 일반인보다 오히려 뼈의 양이 적은 것으로 조사됐다.

여기까지 식사, 운동, 기호품으로 분류해 뼈의 병적 노화를 초래하는 위험인자를 정리해 보았다. 이들 위험인자를 이해해 뼈의 병적 노화를 예방하는 것이 중요하다.

Point

1. 영양학적으로 균형 잡히지 않은 식사를 하면 뼈의 재료가 되는 물질이 부족해져 뼈의 병적 노화를 촉진한다.
2. 흡연과 과도한 알코올 섭취도 병적 노화를 촉진한다.
3. 과도한 운동 부족과 과격한 운동도 좋지 않다.

제4장 연골의 역할과 구조를 분석하라

長壽革命

26 | 연골의 역할
- 쿠션과 경첩 두 가지 기능

연골 중에서도 관절연골은 뼈의 끄트머리에 자리해 뼈와 뼈를 연결하는 동시에 운동 시 충격을 완화하는 '쿠션' 역할과 뼈와 뼈의 운동을 부드럽게 이어 주는 '경첩' 역할을 한다. 쉽게 말해 관절연골 덕분에 뼈끼리 직접 접촉하지 않아 충격이 줄어들고 유연한 운동을 가능하다.

관절연골은 뼈 가장자리에 얇게 붙어 있다. 몸 전체적으로 볼 때 뼈에 비해 그 양이 매우 적다. 관절연골의 표면은 매우 매끄러워 마찰계수가 아주 낮다. 팔다리 관절을 움직일 때 별다른 저항을 느끼지 않는 것은, 관절연골의 공이 크다. 존재를 느끼지 못한다는 사실 자체가 중요한 역할을 한다는 증거다. 만약 관절연골 없이 뼈끼리 직접 이어져 있다면 무릎이나 팔꿈치를 움직일 때마다 삐걱삐걱 엄청난 저항이 있어 애를 먹을 것이다. 빠르고 유연한 운동은 엄두도 나지 않을 것이다. 높이 뛰거나 달리기를 하면 지면에 닿을 때의 충격이 고스란히 온몸으로 전달될 것이다. 그 때문에 운동을 할 때나 충격이나 마찰로 뼈가 손상되어 부러지거나 금이 가고 말 것이다.

관절은 '관절포(關節包)'라는 조직에 둘러싸인 주머니 모양의 구조를 하고 있다. 관절포 안쪽은 활막이라는 조직으로 이루어

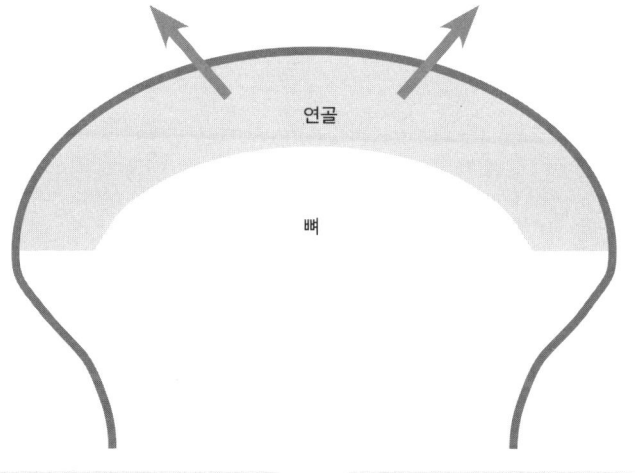

져 있으며, 이 활막 세포의 일부가 관절액을 만들어 관절포를 채운다. 관절액은 히알루론산 등 당단백질이 풍부하게 함유되어 있는 점성이 있는 액체로, 관절연골이 뼈와 뼈를 이어 줄 때 윤활유 같은 역할을 한다. 관절연골과 관절액이 조화를 이루어 일반적으로는 생각하기 힘든 낮은 마찰계수를 실현하는 것이다. 일반적으로 얼음이 얼음에 부딪쳐 미끄러질 때의 마찰이 대표적으로 낮은 마찰계수라고 한다. 얼음끼리의 마찰계수는 대략 0.1이다. 그런데 연골끼리의 마찰계수는 이 수치보다 한 자리에서 두 자릿수 더 낮게 측정된다.

지금까지 수많은 연구자가 연골이 가진 경이로운 저마찰 계수의 메커니즘을 과학적으로 해명하려고 했다. 또 그 메커니즘을 실마리로 삼아 갖가지 재료를 활용해 연골같이 마찰계수가 낮은 인공관절을 만드는 데 도전했지만, 인공적으로는 그 정도로 낮은 마찰계수를 실현할 수 없었다. 아무래도 인공적으로 만들어 낸 관절이다 보니 진짜 연골보다 다소 높은 마찰은 허용 범위에 들지 않느냐는 생각이 들 수도 있지만, 그 정도로는 충분하지 않다. 마찰계수가 커지면 인공관절의 재료가 부서져 나가 마모된다. 마모에 의해 생기는 가루를 마모분이라고 하는데, 이 마모분이 주위 조직에 영향을 미쳐 염증 등의 문제를 일으킨다. 마모분에 의한 염증은 인공관절을 지탱하는 뼈를 녹이기 때문에 인공관절이 헐거워져 수명이 단축된다. 그 때문에 길어 봤자 기껏해야 10년 정도 지나면 인공관절을 교체해야 한다. 마모분을 줄여서 부작용을 억제하는 것이 최근 인공관절 개발의 중요한 과제 중 하나다.

최근 동경대학 공학부 연구팀과 동경대학 의학부 연구팀은 세포막 구조를 모방한 특수한 고분자를 인공관절 표면에 코팅해 연골에 필적하거나 이를 능가할 정도의 낮은 마찰계수를 실현하는 데 성공했다. 이 같은 처리를 한 인공관절은 마찰계수가 낮아 재료의 마모가 적기 때문에 기존 인공관절보다 몇 배나 더 긴 수명을 가질 것으로 기대된다.

관절연골은 자기주장이 강하지 않은 조용한 장기다. 관절연골의 위대함은 관절연골이 사라져야 비로소 실감할 수 있다. 퇴행성관절염에 걸려 관절연골이 변형되거나 마모되어 쿠션과 경첩 역할을 못 하게 되면 통증과 부종, 변형, 운동장애가 발생한다. 평소 관절연골의 역할을 확실하게 자각하고 인식하는 것이 중요하다.

Point

1. 관절연골은 뼈와 뼈를 이어 주고, 쿠션과 경첩 역할을 겸한다.
2. 관절 표면은 아주 매끄러워 인공물로 모방하기 힘들다.
3. 관절연골의 위대함은 퇴행성관절염 등의 질병에 걸리면 비로소 실감한다.

27 | 연골의 생성 과정

 연골은 주로 연골세포로 구성되며 비교적 단순한 구조로 이루어져 있다. 다른 조직과 크게 다른 연골만의 특징을 들자면, 연골 내부에는 혈관과 신경이 없다는 점을 꼽을 수 있다. 또 연골에서는 뼈처럼 항상 부분적으로 파괴되고 재건되는 리모델링 과정이 이뤄지지 않는다. 그러므로 어쩌다 큰 부상을 입어 연골이 손상된 경우 재생되어 원래대로 돌아가는 일은 거의 없다.

 연골의 구성 성분은 뼈와 크게 다르다. 수분이 75퍼센트를 차지하며, 나머지 25퍼센트는 유기 성분으로 다른 장기와 거의 흡사하다. 연골에는 무기 성분이 거의 없다. 뼈와 연골은 서로 이웃이지만 구성 성분에 뚜렷한 차이가 있다는 사실을 이해했으리라 생각한다. 연골의 유기 성분 중 80퍼센트는 형태를 유지하고 강도를 주는 콜라겐이라는 섬유상 단백질이 점하며, 나머지 20퍼센트는 프로테오글리칸이라는 보수성(保水性)이 뛰어난 성분이 차지한다. 그 밖의 유기물로 콘드로모듈린(chondromodulin), 매트릴린(matrilin) 등의 단백질이 포함되어 있다. 이 유기물들은 연골의 구성에 중요한 역할을 하는 것으로 보인다. 연골은 이들 고분자가 그물코를 만들고 그 속에 수분이 저장된

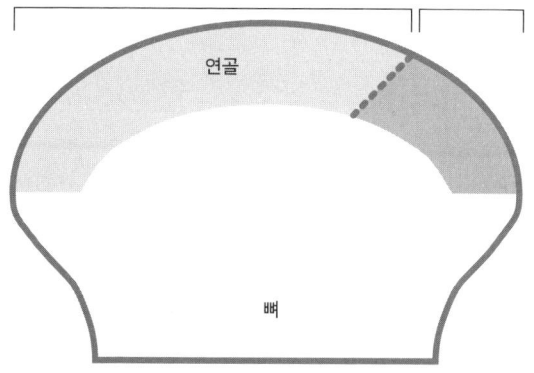

일종의 젤 상태라 탁월한 충격 흡수성과 윤활성을 지닌다.

이와 같이 뛰어난 연골의 성질을 모방한 인공소재의 개발은 지금도 세계 각지에서 진행되고 있다. 그러나 모든 조건을 충족시키는 재료의 개발은 녹록한 일이 아니다. 나는 추간판이나 연골 결손을 치료하기 위해 젤에 대한 연구를 진행해 왔다. 인공연골의 재료로는 합성 고분자를 사용했다. 젤은 90퍼센트가량 수분으로 구성되는데, 아무리 노력해도 고분자가 만드는 그물코 구조에 불균일한 부분이 생기는 탓에 역학적 강도를 높이기 힘들다. 그 때문에 인공 연골의 소재로 유연하면서도 하중이 가해지는 부분에 사용할 수 있는 젤을 만드는 것이 난제로 남아 있다.

이 과제를 해결하기 위해 특수하고 복잡한 젤을 제조하는 방법이 몇 가지 고안되어, 소기의 성과를 올렸다. 하지만 제조 방법이 번잡할 뿐 아니라 실용화에도 아직은 높은 장벽이 존재한다. 나는 연구를 통해 균일한 고분자의 그물코 구조를 단순한 방법으로 제작하는 방법을 발견해 추간판과 연골에 필적할 만한 역학적 강도를 가진 젤을 얻는 데 성공했다.

그렇지만 현 시점에서는 관절 부분의 인공연골로 활용하기에는 마찰계수가 만족스럽지 못하다. 앞으로는 연골의 구조를 모방해 보수성이 높은 폴리머(polymer)를 추가한 복합 재료가 유망하다고 생각한다. 독자들은 높은 강도에 마찰계수가 낮은 젤로 이루어진 덕분에 연골이 뛰어난 기능을 발휘할 수 있다는 점을 기억하는 것으로 족하다.

🗨 Point

1. 연골은 연골세포로만 구성되며, 혈관과 신경이 없고 리모델링과 재생이 거의 이루어지지 않는다.
2. 연골의 구성 성분은 수분이 75퍼센트, 유기물이 25퍼센트이며, 유기물의 80퍼센트는 콜라겐, 나머지 20퍼센트는 프로테오글리칸이다.
3. 콜라겐의 그물코가 강도를, 프로테오글리칸이 수분을 유지하는 역할을 하는 일종의 젤 형태로, 뛰어난 충격 흡수와 윤활성에 공헌한다.

28 연골의 생리적인 노화

이제 연골의 생리적 노화에 관해 생각해 보자. 생리적인 노화와 더불어 연골 속의 수분이 줄어들고 연골을 구성하는 유기 성분에도 변화가 나타난다. 대개 콜라겐은 늘어나고, 프로테오글리칸 속의 콘드로이틴황산은 줄어들며, 케라틴황산과 히알루론산은 증가하는 것으로 알려져 있다.

고령자의 경우 생리적 노화에 따라 근육의 힘이 차츰 저하된다. 80대가 되면 한창 때보다 30~40퍼센트가량 저하된다. 관절 주위의 근력이 떨어지면 버팀목이 사라져 관절연골에 과도한 기계적 스트레스가 가해진다. 생리적 노화에 따라 유기 성분이 변한 상태에서 이같이 과도한 기계적 스트레스가 가해지면 관절연골의 변성이 일어나 비대연골이라는 비대해진 특수 연골로 변화한다. 비대연골은 연골의 유기 성분을 분해하는 효소를 분비하는 동시에 뼈와 혈관의 생성을 유도하는 물질을 내보내고 스스로는 아폽토시스를 일으킨다. 그 때문에 관절이 파괴되고 그 주위의 뼈와 혈관이 침입한다.

이 부분은 다음 장에서 상세히 설명하겠지만, 동물 실험에서도 확인된 바 있다. 인공적으로 퇴행성관절염을 일으키면 관절연골이 비대연골로 변하고, 연골의 파괴와 뼈와 혈관의 침입이

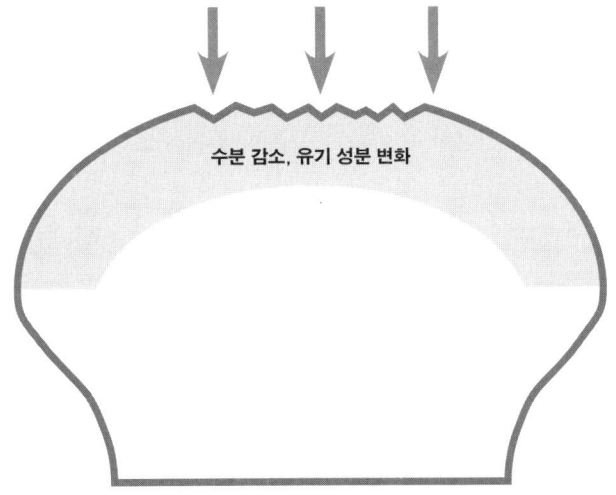

일어난다. 연골이 파괴되면 연골이 도맡던 충격 흡수와 유연한 움직임이 불가능해지고 관절의 통증과 장애가 나타난다. 파괴된 부분 주위의 연골에는 파괴된 연골이 도맡던 기계적 스트레스가 필요 이상으로 가해서 변성 부위가 확대된다. 연골은 저절로 재생하는 힘을 거의 갖고 있지 않기 때문에 장애는 점점 심각해진다. 노화에 따라 정도의 차이는 있지만 이런 장애를 피하기는 힘들다.

이와 같이 관절연골의 장애는 기본적으로 돌이킬 수 없기 때문에 젊을 때부터 관절을 아끼고 보살피며 소중히 사용해야 한다. 특히 관절에 큰 부담이 가해지는 과격한 운동을 할 때는 주의를 기울여야 한다. 역도, 럭비, 미식 축구 등이 대표적으로 관절에 무리가 가는 운동이다. 그저 '지금 땀을 흘리며 운동을 하는 게 즐거우니까' 라는 단편적인 생각을 버려야 한다. 기나긴 인생 속에서 관절의 '지속 가능성'이라는 관점에서 관절에 대한 배려가 필요하다. 노화에 따라 연골의 변성이 진행되는 과정을 잘 이해하면 보다 능동적으로 대처할 수 있을 것이다.

Point

1. 생리적인 노화와 더불어 연골 속의 수분은 감소하고 유기 성분으로 변화한다.
2. 노화에 따른 근력 저하로 관절에 과도한 기계적 스트레스가 가해진다.
3. 이러한 요인들이 맞물려 연골의 변성이 일어나고, 관절은 차츰 파괴되어 간다.

29 연골의 병적 노화를 촉진하는 원인

다음으로 연골의 병적 노화에 관해 생각해 보자. 생리적인 노화와 완벽하게 구별할 수 없는 부분도 있지만 몇 가지 확실한 위험인자를 들 수 있다.

비만은 병적 노화를 부추기는 가장 큰 요인이다. 과도한 체중은 특히 부하가 가해지는 관절에 과도한 기계적 스트레스를 가해 변형을 촉진한다. 그 밖에 지방조직에서 분비되는 모종의 인자가 혈액 속을 돌아다니다 관절연골에 나쁜 영향을 준다는 설도 있다. 어쨌든 비만은 퇴행성관절염과 관련, 가장 주의해야 마땅한 발병 원인이다.

근력 저하도 위험요인 중 하나다. 관절 주위의 근력 저하는 간접적으로 관절연골에 기계적 스트레스를 가한다.

관절의 부상 역시 연골의 병적 노화를 일으키는 위험인자다. 연골 자체의 손상은 물론이거니와 관절이 정상적으로 기능하는 데 중요한 인대에 부상을 입으면 관절이 불안정해지며 관절연골에 과도한 기계적 스트레스가 가해져 변형이 일어난다.

기계적 스트레스의 위험성은 동물 실험에서도 익히 증명된 바 있다. 실험용 쥐 등을 대상으로 한 실험에서 무릎관절을 안정시키는 인대를 수술로 절단하고 과도한 기계적 스트레스를

연골의 병적 노화를 촉진하는 요인		
식사	비만	과도한 기계적 스트레스가 연골의 변성을 촉진한다.
		지방에서 분비되는 나쁜 인자가 연골의 변성을 촉진한다.
운동	근력 저하	과도한 기계적 스트레스를 초래한다.
	관절의 부상	직접 손상을 입히고, 과도한 기계적 스트레스를 초래한다.
	과격한 운동	관절 부상의 위험이 있다.
	과도한 운동 부족	사용하지 않는 관절은 위축된다.

가하면, 몇 주 만에 퇴행성관절염 같은 상태가 만들어진다. 이때 안정성을 악화시킬수록 퇴행성관절염의 정도는 심해진다.

이 동물 실험을 활용하면 어떠한 유전자가 퇴행성관절염의 진행과 억제에 중요한 역할을 하는지 쉽게 도출할 수 있다. 또 신약 후보가 될 만한 치료약 실험을 비교적 손쉽게 시행할 수 있다. 현재 이와 같은 동물 모델을 이용해 세계 각지에서 퇴행성관절염 연구가 활발히 이루어지고 있다.

과도한 운동에 대해서는 위험인자라는 설과 위험인자가 아니라는 설로 의견이 나뉜다. 과도한 운동으로 인해 관절에 부상을 입는다면 확실히 위험인자가 될 것이다. 그러므로 굳이 과도하게 운동해 위험을 무릅쓰지 않는 편이 낫다.

반대로 과도한 운동 부족도 연골의 병적 노화를 일으킨다.

무중력 상태의 우주에서는 관절에 거의 기계적 스트레스가 가해지지 않는다. 이 같은 상태에서는 관절연골이 여위고 얇아진다는 보고가 있다. 깁스 등 관절을 장기간 고정하는 경우에도 마찬가지로 문제가 발생한다.

그러므로 연골의 병적 노화를 예방하기 위해서는 비만과 근력 저하에 대처하는 동시에 운동을 병행해 적절한 기계적 스트레스를 관절연골에 주는 것이 가장 중요하다.

Point

1. 비만은 관절연골에 과도한 기계적 스트레스를 주어 변성을 일으킨다.
2. 관절 주위의 근력 저하는 간접적으로 기계적 스트레스를 증가시킨다.
3. 관절의 부상, 과격한 운동, 과도한 운동 부족에도 주의해야 한다.

제5장
오류투성이 「건강 상식」

長壽中命

30 지나친 다이어트는 건강에 좋지 않다

　요즘에는 날씬해지고 싶다는 열망이 남녀를 가리지 않는 모양이다. 더욱이 날씬함의 기준이 패션모델 같은 몸매가 되면서 마르면 마를수록 멋지다는 풍조가 널리 퍼지고 있다. 서점의 베스트셀러 코너에는 다이어트 관련 서적이 상당한 공간을 차지하고 있다. 하지만 대부분의 패션모델은 사실 너무 말랐다. 겉보기에 멋지면 그만이라고 생각할지 모르지만 뼈와 연골의 건강이라는 관점에서 보면 날씬하다고 해서 만사가 해결되는 것은 아니다.

　과도한 체중 감소가 골다공증의 위험인자라는 사실은 앞서 이미 설명했다. 골다공증은 영양 섭취가 부족해 뼈의 재료가 되는 칼슘과 단백질 등의 섭취가 줄어드는 것이 큰 원인이다. 이와 함께 근육이 줄어들고 근력이 저하되며 동시에 기계적 스트레스가 감소해 골다공증에 걸릴 확률이 높아진다. 관절 주위의 근력 저하는 관절연골에 과도한 기계적 스트레스를 일으키는 긴접적인 원인이 되기 때문에 퇴행성관절염으로 이어진다. 따라서 과도한 체중 감소는 뼈와 연골 모두의 병적 노화를 촉진한다.

　뿐만 아니라 여성의 경우 과도하게 체중이 감소하면 성선의

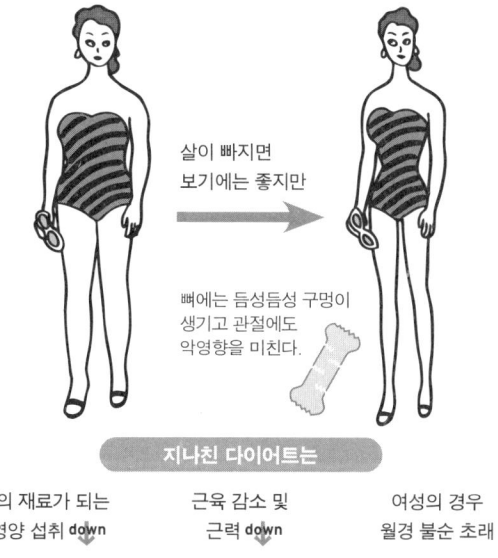

기능이 저하되어 월경 불순이 발생한다. 그러면 뼈의 양을 유지하는 데 중요한 여성호르몬이 감소해 골다공증을 더욱 악화시킨다. 골다공증이 악화되면 병적 노화의 속도도 덩달아 빨라진다.

이와 같은 상태에 빠지지 않기 위해서도 깡마른 몸매가 우리 몸에 미치는 부정적인 영향에 대한 과학적이고 정확한 이해가 필요하다. 그저 겉보기에 날씬해서 보기 좋다는 찰나적인 욕망에 굴하지 않도록, 마음을 굳게 먹어야 한다.

사춘기 여성의 과반수가 '자신이 뚱뚱하다'고 생각한다. 실제로는 정상 체중인데도 과반수가 '좀 더 날씬해지고 싶다'고 바란다는 보고도 있다. 깡마른 몸매에 대한 과도한 열망은 사회적인 이미지를 포함해 다양한 인자에 의해 양성되는데, 몸매에 대한 그릇된 인식을 극복하는 것은 결코 쉬운 일이 아니다. 특히 또래 친구에게 받는 압박감은 상당한 영향력을 발휘한다.

다이어트로 인한 과도한 체중 감소는 사춘기에 무월경을 일으키는 가장 큰 요인으로, 최대 뼈의 양을 형성해야 하는 중요한 시기에 뼈에 돌이킬 수 없는 결정적인 손상을 입힌다. 이 사실을 널리 알려 확실하게 인식시킬 수 있다면 많은 사춘기 소녀들의 몸매에 대한 강박관념을 조금이나마 개선할 수 있지 않을까 한다. 그러므로 과도한 체중 감소를 장기간에 걸쳐 건강에 심각한 영향을 미칠 가능성이 있는 중대사로 받아들이는 것이 중요하다.

🗨 Point

1. 과도한 체중 감소는 뼈의 재료가 되는 물질을 부족하게 해 골다공증을 일으킬 우려가 높다.
2. 근육이 줄어들고 근력이 저하되면 골다공증과 퇴행성관절염에 걸릴 위험성이 더 높아진다.
3. 여성이라면 과도한 체중 감소로 성선 기능이 저하되어 여성호르몬 저하를 초래할 수 있다.

31 잘못된 다이어트에 주의하라

다이어트는 현재 유행을 넘어 열풍에 가깝다. 그중에는 건강에 위험한 방법도 많다. 특히 장기간에 걸쳐 한 종류의 음식만 섭취하는 일명 '원 푸드 다이어트'나 단식을 하는 방법은 영양 균형을 무너뜨리고 뼈에 중요한 영양소인 칼슘, 비타민 D, 단백질, 비타민 K, 비타민 C, 마그네슘, 미량원소 등의 부족을 초래한다. 극단적인 다이어트와 단식 경험이 있는 여성은 그 빈도가 잦을수록 뼈의 양이 감소한다는 연구 결과가 있다. 그 밖에도 몸의 정상적인 대사에 필요한 영양소를 섭취하지 못해 몸 여기저기에 이상이 일어난다.

상황이 이렇다 보니 살은 찌기 싫고 그렇다고 디저트를 포기할 수는 없다는 마음에 제대로 된 식사 대신 과자와 아이스크림으로 끼니를 때우는 사람도 있는 모양이다. 그러나 디저트는 어디까지나 디저트일 뿐이다. 디저트란 제대로 영양의 균형이 갖추어진 식사를 한 다음에 먹는 입가심 음식이다. 과자나 아이스크림만으로는 건강에 필요한 영양소를 충분히 섭취할 수 없다.

영양 상태와 감염병 사이에는 밀접한 관계가 있다. 영양실조는 몸의 면역 기능을 저하시키고 질병의 치료를 방해한다. 그

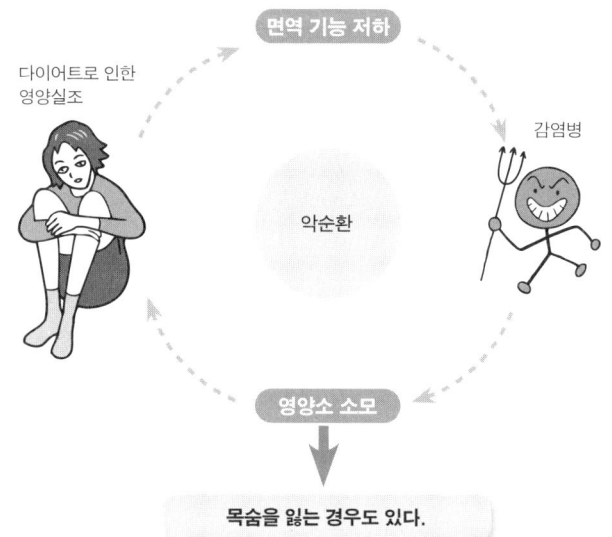

때문에 감염병에 걸리기 쉽고 일단 걸리면 악화되게 마련이다. 감염병에 걸리면 몸은 정상 상태일 때보다 많은 영양소를 필요로 하므로 영양 상태는 한층 더 악화된다. 이와 같이 영양실조와 감염병은 악순환 관계에 있으며, 극단적인 다이어트를 하다가 목숨을 잃는 경우도 있다. 장수를 위해서는 일반적으로 열량의 '적절한' 제한이 효과적이라고 일컬어지지만 과도한 제한은 오히려 역효과를 초래한다.

기호품에 의존하는 다이어트 역시 위험하다. 담배를 다이어트의 수단으로 이용하는 사람들을 자주 본다. '담배를 끊으면 살이 찌기 때문에 날씬해지기 위해 담배를 피운다'거나 '담배를 끊으면 뚱뚱해지니까 금연은 하지 않겠다' 등등의 주장은 재고의 가치도 없다. 왜냐하면 흡연 자체가 뼈의 병적 노화를 일으키는 위험인자임이 밝혀졌기 때문이다.

또 영양소의 균형은 무시하고 술에도 열량이 있다며 술로 배를 채우는 애주가도 자주 본다. 여러분 주위에도 그런 사람이 있을 것이다. 그러나 살을 빼기 위해 술로 식사를 대신한다는 발상은 건강을 위해서는 절대 금물이다. 술로는 건강을 유지하는 데 충분한 영양소를 얻을 수 없다. 영양학에서는 술을 '텅 빈 칼로리(empty calorie)'라고 하는데, 술에는 에너지 이외의 영양소가 거의 들어 있지 않다. 그러므로 술로 몸을 유지한다는 말은 애초에 말이 되지 않는 셈이다. 다이어트를 할 때는 올바른 방법으로 중도를 지키며 적정선을 유지하는 것이 중요하다.

Point

1. 장기간에 걸쳐 한 가지 음식만 먹는 '원 푸드 다이어트'나 단식을 하는 극단적인 다이어트는 뼈에 필요한 영양 균형을 무너뜨린다.
2. 영양 상태와 감염병은 밀접한 관계에 있으며, 극단적인 다이어트가 목숨을 위협하는 경우도 있다.
3. 흡연과 음주 등의 기호품을 다이어트에 활용하는 것은 재고의 가치도 없다.

32 살이 찌면 좋을까?

최근 '대사 증후군' 등의 말이 유행하며 몸무게가 많이 나가는 사람은 세상 살기가 한층 팍팍해졌다. 그런데 일반적으로 뼈의 양은 몸무게와 정비례해 증가한다고 알려져 있다. 몸무게와 뼈의 양의 상관관계에 대해서는 이런저런 연구가 진행되었지만 결정적인 해답은 아직 확실히 밝혀지지 않았다. 몸무게가 증가하는 만큼 뼈에 가해지는 기계적 스트레스가 증가하고 근육이 늘어나는 것이 가장 먼저 상관관계의 원인으로 거론되었다. 또 최근에는 비만으로 늘어난 지방 조직에서 뼈의 양 증가를 촉진하는 모종의 인자가 분비될 가능성도 제기되고 있다.

이유는 불문하고 어쨌든 몸무게와 뼈의 양이 정비례한다면 살이 찌면 찔수록 건강에 좋지 않을까?

안타깝게도 연골까지 고려하면 그렇게 간단한 문제가 아니다. 과도한 비만은 연골의 병적 노화를 일으키는 최대 위험인자이기 때문이다. 비만으로 인한 연골의 병적 노화는 하중부의 관절에 특히 뚜렷하게 나타나는데, 비만한 만큼 과도한 기계적 스트레스가 관절에 가해져 연골의 변성이 일어나기 때문이다.

그 밖에도 연골의 변성을 촉진하는 모종의 인자가 지방조직

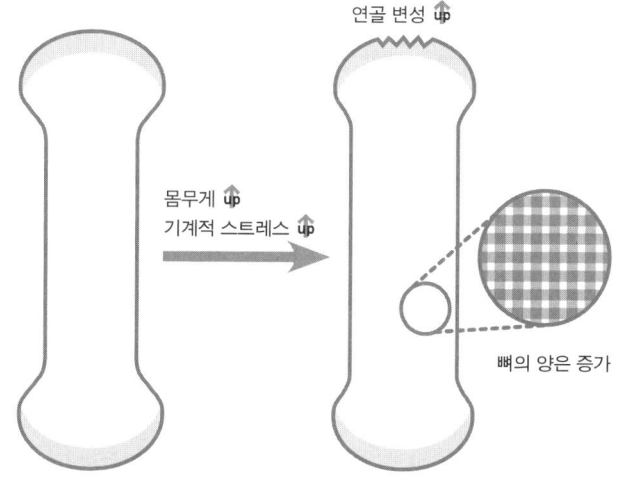

과도한 비만은 잇몸병과 성인병 위험을 높인다.

에서 분비될 가능성이 지적되고 있다. 후자의 근거로 퇴행성관절염 환자는 비만으로 인한 하중의 영향이 그다지 크지 않은 손가락 관절 등에서도 심심치 않게 변형이 관찰된다.

또한 감량으로 얻어지는 퇴행성관절염 치료 효과는 체중 감소보다 체지방 조직의 감소와 밀접하게 관련되어 있다는 연구 결과도 있다.

비만은 잇몸병 위험인자를 높인다는 연구 결과도 제기되었다. 잇몸병은 치주 조직의 염증으로 치아를 떠받치는 치조골의 흡수를 촉진한다. 더욱이 과도한 비만은 동맥경화와 당뇨병 등 다른 장기의 성인병 발병 위험을 높인다. 이들 성인병은 결국 뼈와 연골의 병적인 노화를 촉진한다. 비만 중에서도 내장지방이 쌓이는 유형은 피하지방이 쌓이는 유형에 비해 당 대사의 이상과 콜레스테롤 등의 지질 대사 이상 및 고혈압을 일으키기 쉽다고 한다.

이와 같은 이상이 중복되어 나타나는 질환을 '대사 증후군'이라 하는데, 내장지방이 분비하는 갖가지 인자의 이상이 복합적인 병태를 야기하는 것으로 추정한다. 당 대사 이상, 지질 대사 이상, 고혈압은 모두 동맥경화를 초래하는 위험인자로, 복합적으로 일어나면 심근경색과 뇌경색 위험성이 한층 증가한다. 따라서 이러한 인자들의 균형을 생각하면 비만은 피하는 것이 상책이다.

Point

1. 몸무게가 증가하면 뼈에 가해지는 기계적 스트레스가 증가하고 근육량이 증가해 뼈의 양이 증가한다.
2. 비만은 연골의 병적 노화를 일으키는 최대 위험인자다.
3. 과도한 비만은 잇몸병과 성인병의 위험을 높인다.

33 운동, 부족해도 지나쳐도 건강에 좋지 않다

움직이지 않고 가만히 누워서 안정을 취할 경우 파골세포의 작용으로 뼈 흡수율이 높아져 뼈는 점차 위축되어 간다. 마찬가지로 연골도 위축된다. 이는 사용하지 않는 부분에는 자원을 보내지 않는, 우리 몸의 합리적인 구조 때문이다. 운동으로 기계적 스트레스가 가해지지 않으면 우리 몸은 운동기관을 쓰지 않는다고 판단해 운동기관의 구성 성분을 빼내 다른 중요한 장기로 돌린다. 운동은 뼈와 연골의 건강에 중요한 기초 조건이다. 이와 관련해 근력은 뼈의 양과 비례한다는 보고가 있다.

근육을 단련하는 경우 과도한 기계적 스트레스를 가해 일부러 근섬유를 닳달한 후 적절한 시점에 영양을 공급하면 근섬유는 이전보다 더 굵고 강해진다. 그렇다면 뼈와 연골도 같은 방법을 사용하면 강하게 단련할 수 있을까?

아쉽게도 뼈와 연골의 건강을 유지하는 방법은 근육을 단련하는 방법과는 다르다. 연골에 가해지는 기계적 스트레스 그 자체가 연골의 변형을 일으킬 뿐 아니라 직접적으로 연골의 손상을 초래할 가능성이 있다. 두 경우 모두 연골의 병적인 노화를 촉진한다.

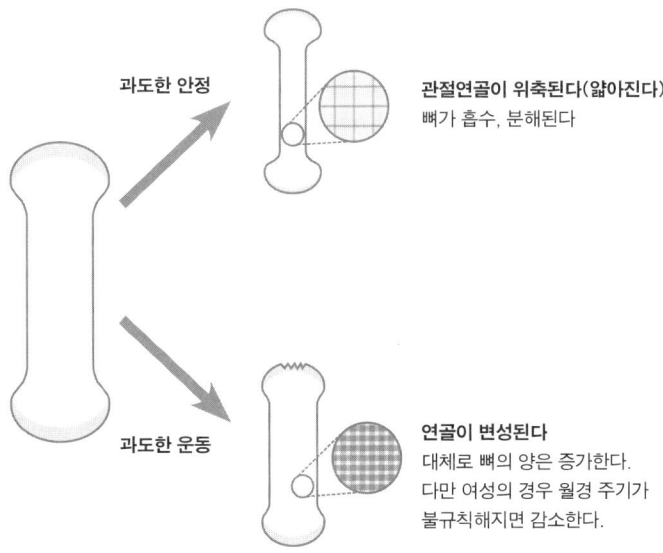

 젊은 시절 과도한 하중과 충격을 받는 운동(예를 들면 역도나 럭비 등)을 했던 사람 중 대다수가 당시 혹사한 무릎과 목 등의 관절에 통증을 느끼고 거동이 불편해져 애를 먹는다. 이런 증상은 대개 퇴행성관절염에서 기인하는 것으로 보인다.

 하중과 충격이 큰 운동은 뼈의 양을 늘리는 효과가 높다고 한다. 예를 들면 육상경기나 높이뛰기, 기계체조 선수는 뼈의 양이 많은 경향이 있다. 한편 뼈에 가해지는 기계적 스트레스가 적은 수중 운동을 하는 수영 선수는 뼈의 양이 적은 경향을 보인다. 또 한 사람의 몸에서도 자주 쓰는 손과 발에 보다 많은 기계적 스트레스가 가해져 뼈의 양이 더 많은 경향이 있다.

여기까지만 들으면 기계적 스트레스를 많이 가할수록 뼈의 양이 많아져서 건강에 보탬이 될 것이라는 생각이 들 수도 있다. 하지만 하중과 충격이 큰 운동은 관절연골에 과도한 기계적 스트레스를 주기 때문에, 뼈의 양이 증가하는 데도 한도가 있다.

지나치게 격렬한 운동을 하면 여성의 경우에는 월경이 멈추기도 한다. 이를 '운동성 무월경'이라 하며, 고된 훈련을 하는 여자 마라톤 선수 등에게서 자주 관찰된다. 이 경우 여성호르몬이 감소해 운동을 하는데도 뼈의 양은 오히려 대폭 감소한다. 심한 경우에는 골절을 당하기도 한다.

운동은 건강해지기 위해 하는 것이지만, 그 정도가 지나치면 건강을 해치는 방향으로 작용한다. 즉 운동 부족도, 과격한 운동도 뼈와 연골의 건강에는 바람직하지 않다. 운동도 역시 '중용'이 중요하다.

Point

1. 운동으로 기계적 스트레스가 가해지지 않으면 뼈와 연골이 위축된다.
2. 과도한 운동은 연골의 병적 노화를 촉진한다.
3. 여성의 경우, 과도한 운동으로 운동성 무월경이 되면 뼈의 분해와 흡수가 촉진된다.

34 영양제, 정말로 필요할까?

최근 건강에 대한 관심이 고조되면서 건강하기 위해서는 영양제를 챙겨 먹어야 한다는 사고방식이 대두되고 있다. 약국에 가면 온갖 영양제가 팔리고 있으며, 인터넷에서도 손쉽게 영양제를 구입할 수 있다.

뼈에 관해서는 칼슘, 비타민 D, 단백질, 비타민 K, 비타민 C, 마그네슘, 미량원소 등이 특히 중요한 영양소로, 이들의 섭취량이 부족하면 확실하게 건강에 좋지 않은 영향을 미친다. 하지만 이들 영양소는 균형 잡힌 식사를 한다면 영양제를 따로 복용하지 않더라도 충분한 양을 섭취할 수 있다.

물론 알레르기나 장 질환 등으로 인해 영양제로 섭취하는 편이 나은 경우도 있다. 그러나 그 같은 예는 매우 특수한 경우다. 앞서 언급한 영양소가 들어 있는 식재료는 매우 다양하므로 알레르기 등의 문제가 없는 다른 식품으로 충분히 대체할 수 있다.

영양제는 일반적으로 값이 비싸다. 영양제에 투자할 돈이 있다면 그만큼 식사에 신경을 쓰는 편이 비용 대비 효과가 높다. 또 한 가지 성분만 대량 섭취하면 음식으로 섭취하는 경우보다 상상할 수 없을 정도로 갖가지 부작용을 겪을 위험성이 있다.

영양제 광고를 볼 때 특히 주의를 기울여 꼼꼼히 살펴보아야

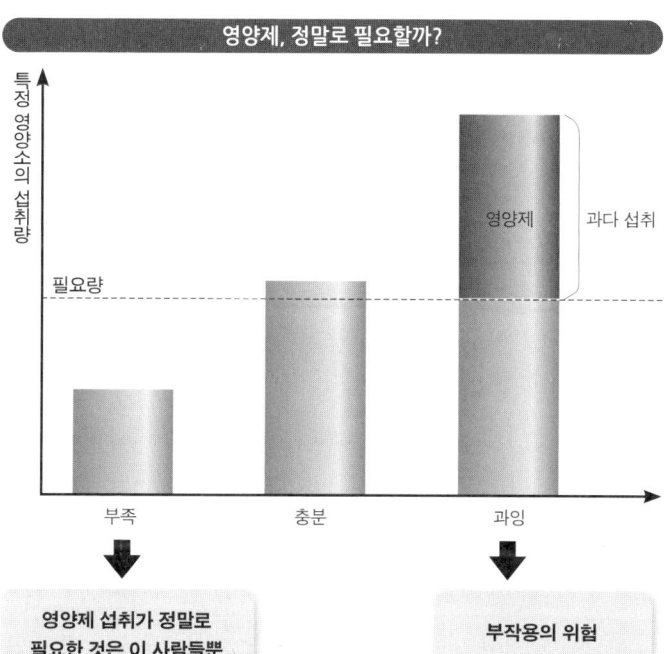

할 부분이 있다. 바로 '특정 영양소가 부족하면 병에 걸린다'는 사실로 '특정 영양소를 대량 섭취하면 보다 건강해진다'는 결론을 이끌어 내는 논리다. 많은 광고에서 어느새 주객이 전도된 이 같은 논리가 판을 치고 있다. 사실, 올바른 인과관계에 따라 결론을 내리면 '부족한 영양소를 보충하면 병을 예방할 수 있다'는 정도다. 어떠한 영양소도 과도하게 섭취할 경우 해가 된다는 사실을 절대 잊어서는 안 된다.

연예인과 유명인을 기용해 '이 사람이 먹는 약이니까 여러분도 믿고 드셔 보세요'라는 식으로 소비자를 현혹하는 광고도 많다. 이는 마케팅에서 빈번히 사용되는 수법이다. 하지만 연예인이나 유명인이 추천한다고 해서 영양제의 효과가 증명되었다고 생각하면 오산이다. 정말로 효과를 증명하려면 제대로 된 대조 실험과 통계 자료가 필요하다는 사실을 냉정히 이해해야 한다.

애당초 부족하지 않다면 영양제가 필요할 턱이 없다. 영양제의 원래 의미인 '보조, 보충, 보급'이 그 사실을 증명한다. 영양제를 먹으려는 사람은 자신의 몸에 그 영양소가 정말로 부족한지 확실히 되짚어 볼 필요가 있다. 그리고 영양제를 복용하겠다고 결정한 경우에는 과도하게 복용하지 않도록 충분한 주의를 기울여야 한다. 다시 한 번 강조하지만 영양제를 복용하기 전에 정말로 자신에게 필요한지 따져 보는 신중한 태도가 중요하다.

Point

1. 중요한 영양소가 부족하면 확실히 건강에 문제가 생기지만, 대개 식사로 충분히 섭취 가능하다.
2. 값비싼 영양제에 투자하기보다 식사에 신경을 쓰는 편이 비용 대비 효과가 높다.
3. 영양소가 부족하지 않으면 영양제는 필요하지 않다.
4. 어떠한 영양소라도 과다 섭취하면 해가 된다.

35 연골용 영양제, 정말로 효과가 있을까?

연골 영양제로는 연골 성분의 일부인 콘드로이틴과 글루코사민 등이 유명하다. 연골이 변형되어 부족해진 연골 성분을 먹는다는 발상은 얼핏 생각하면 효과가 있을 것처럼 보인다. 연골 성분으로 만든 영양제는 과연 효과가 있을까?

콘드로이틴은 분자량이 커 먹어도 그대로는 흡수되지 않는다. 흡수되지 않으면 혈액 속에 녹아들어 연골에 도달할 리 없다. 입으로 먹어서 그 성분이 혈액 속으로 그대로 들어가는 경우는 특정한 성분을 제외하면 거의 없다. 대부분의 경우 분자가 크기 때문에 소화관에서 효소 등으로 작게 분해되어 특정 성분으로 바뀐 뒤 흡수된다.

소화관은 몸 안팎을 나누는 막으로, 그 사이의 물질 이동은 매우 엄격하게 통제된다. 주요 영양소의 소화 흡수 기전을 살펴보자.

3대 영양소인 탄수화물(당류), 단백질, 지방 중 탄수화물을 먼저 살펴보자. 탄수화물은 효소에 의해 소화되어 마지막에 포도당과 같은 단당류가 된 다음 장에서 흡수된다. 단백질은 효소에 의해 소화되어 올리고펩티드(아미노산 몇 개가 연결된 것)가 된 후에 최종적으로 작은 디펩티드(아미노산 두 개가 연결된 것), 트리

연골용 영양제의 문제점

콘드로이틴
↓
먹어도 그대로 흡수되지 않는다.(분자가 크기 때문에 입으로 먹어도 혈액 속으로 들어가지 못한다)

글루코사민
↓
흡수될 수도 있지만 우리 몸에서 간단히 만들 수도 있다.

연골 변성은 노화와 기계적 스트레스에서 기인한다.

비만, 근력 저하, 부상에 대처하는 편이 현명하다.

펩티드(아미노산 세 개가 연결된 것)와 아미노산이 되어 흡수된다. 지방은 마이셀이 되었다가 효소의 작용으로 지방산과 모노글리세리드가 된 다음 흡수된다.

글루코사민은 분자량이 작아 그대로 흡수될 가능성이 있다는 주장도 있다. 하지만 입으로 섭취한 글루코사민이 연골의 병적 노화를 방지하는 데 과연 효과가 있는지는 아직 확실히 규명되지 않았다. 이는 과학적으로 연구할 필요가 있다.

또한 이해해 두어야 할 중요한 사항이 있다. 연골에는 혈관이 지나가지 않는다. 그러므로 연골의 영양 공급은 능동적으로 이루어지지 않으며, 주로 관절연골에 스며 있는 관절액을 매개로 해서 수동적으로 이루어진다. 그러므로 설령 입으로 섭취한 영양제가 혈액 속으로 들어갔다손 치더라도 연골에 도달하기는 힘들다.

연골 성분은 균형 잡힌 식사를 하면 우리 몸에서 충분히 합성할 수 있다. 연골의 병적 노화는 특정한 영양소의 섭취 부족과는 확실한 인과관계가 없다. 연골 변성은 영양소의 결핍이 아니라 노화와 기계적 스트레스로 인한 연골세포의 성질 변화가 주요 원인이다.

영양제는 값이 비싼 데다가, 특정 성분만 대량 섭취하면 건강상 위험을 초래할 수 있다. 값비싼 영양제에 투자하기보다 비만과 근력 저하, 부상 등 연골의 병적 노화를 확실하게 촉진하는 위험인자를 피하는 데 자원을 투자하는 편이 현명하다. 연골의 병적 노화의 원리를 이해하고 진정으로 투자해야 할 곳에 힘쓰는 것이 중요하다.

🗨 Point

1. 콘드로이틴은 입으로 섭취해도 그대로 흡수되지 않고, 글루코사민은 연골의 병적 노화를 막는 데 효과가 있는지는 확실히 입증되지 않았다.
2. 연골 성분은 우리 몸이 일상적으로 합성할 수 있으며, 특정 영양소와의 상관관계도 규명되지 않았다.
3. 영양제에 투자하기보다는 비만 등의 명확한 위험인자를 경감시키는 데 힘을 기울여야 마땅하다.

36. 다이어트 부작용, 영양제로 막을 수 없다

영양소가 부족할 때 영양제를 섭취하는 행동이 적절하다면 다이어트로 식사 제한을 해서 부족해진 영양소를 영양제로 보충하는 건 어떨까? 장기간 한 가지 음식만 먹거나 단식하는 다이어트를 하는 사람 중에는 극단적인 다이어트로 인해 일어나는 영양소 결핍을 예방하기 위해 몇십 종류의 영양제를 복용하는 경우도 있다. 영양소 부족에 대한 인식 자체는 칭찬할 만하지만 안타깝게도 이 해결법은 권장할 만한 방법이 아니다.

우선 영양제만으로 건강에 필요한 영양소를 온전히 섭취하는 것은 지극히 어려운 일이다. 뼈와 연골을 위해서는 칼슘, 비타민 D, 단백질, 비타민 K, 비타민 C, 마그네슘, 미량원소가 부족해지지 않도록 섭취할 필요가 있다고 앞서 설명했다. 그런데 이들은 결핍되기 쉬운 영양소를 나열한 데 지나지 않는다. 여기에 열거한 영양소 이외에도 탄수화물과 지방 등 평소 먹는 음식들에 포함된 영양소를 동시에 섭취해야 한다.

영양제는 어디까지나 식사를 하고 나서도 부족할 때 이를 보충하기 위한 보조 수단이다. 애초에 영양제는 그것만으로 완전한 영양을 구성하도록 제조되지 않았다.

다이어트와 영양제 병용의 문제점

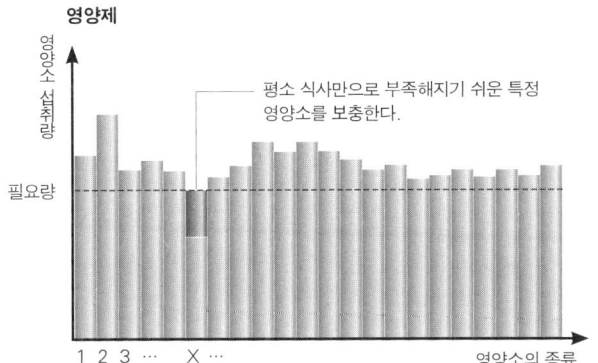

영양제만으로 완전한 영양을 구성하도록 만들어져 있지 않다.

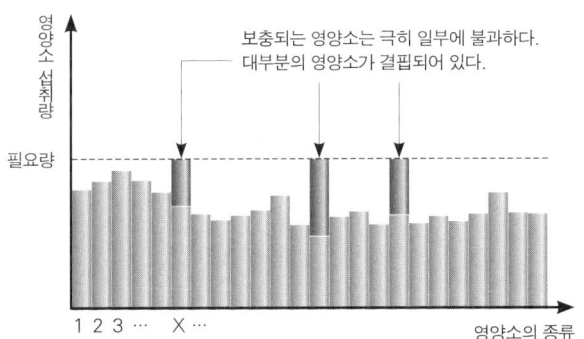

영양 상태 불량!

영양제는 특정 성분을 농축하고 정제한 제품으로, 부작용을 일으키기 쉽다! 영양제로는 무리한 다이어트로 인한 부작용을 막을 수 없다.

또 영양제는 특정 성분을 농축해 정제한 제품이다. 이 같은 상태로 영양소를 섭취하면 생각지도 못한 부작용을 일으키게 마련이다. 어떠한 영양소도 많은 양을 섭취하면 우리 몸에 해가 된다. 소량이지만 고농도 영양소를 포함한 영양제는 과잉 투여될 위험성이 높은 셈이다. 게다가 다른 영양소와의 상호작용도 무시할 수 없다. 나중에 아연과 구리의 상호작용에 관해 설명하겠지만, 대량 섭취로 일반적으로는 일어나지 않을 다른 영양소와의 반응을 일으켜 뜻하지 않게 건강에 해를 입히기도 한다.

　다이어트를 할 때는 영양소의 균형을 유지하며 몸에 무리가 가지 않는 범위에서 열량을 제한하는 형태가 바람직하다. 영양소가 큰 폭으로 결핍될 우려가 있는 원 푸드 다이어트나 단식 다이어트는 절대로 해서는 안 된다. 무리한 다이어트는 평생 사용해야 할 뼈와 연골의 건강을 희생시킨다는 사실을 인식하고 지금 바로 날씬해지고 싶다는 근시안적 열망에 휘둘리지 않는 것이 중요하다.

Point

1. 갖가지 영양제를 챙겨 먹는다고 해서 건강에 필요한 영양소를 모두 섭취할 수는 없다.
2. 어떠한 영양소라도 대량 섭취하면 몸에 해가 된다. 다른 영양소와의 상호작용도 무시할 수 없다.
3. 다이어트를 할 때는 영양 섭취에 신경을 쓰며 총 섭취 열량을 줄이는 방법이 좋다.

37 기호품은 적당히 즐기는 정도로만

흡연과 과도한 음주는 뼈의 병적 노화를 촉진한다. 흡연과 음주를 다이어트의 수단으로 이용하는 행위가 얼마나 위험한지는 이미 앞서 설명했다.

그렇다면 왜 흡연은 뼈의 양을 줄어들게 할까? 담배의 성분이 여성호르몬의 작용을 저해하며, 장에서의 칼슘 흡수를 방해하고, 소변으로의 칼슘 배출을 촉진한다는 등의 보고가 있다. 이 모두가 명백하게 뼈의 양 저하를 초래한다. 한마디로 우리 자신의 건강을 위해서는 금연이 현명한 선택이다.

흡연은 또 잇몸병을 악화시키고 치조골의 감소를 촉진한다. 흡연으로 잇몸병을 일으키는 세균이 늘어나는 것이 관찰되었으며, 면역 기능이 저하되고 조직의 저항성도 떨어진다는 사실이 보고되었다. 세균 증가 등의 요인은 모두 잇몸병을 일으키고 악화시킨다. 또한 흡연자는 잇몸병 치료 후 회복이 더디다는 사실이 밝혀지기도 했다.

과도한 음주가 해로운 것은 알코올의 직접적인 작용이라기보다는 과도한 알코올 섭취 습관이 있는 사람이 대부분 제대로 된 식사를 하지 않아 영양 상태가 나쁘다는 사실과 관계가 있다. 뼈의 원료가 되는 칼슘과 단백질 섭취가 저하되면 뼈의 양

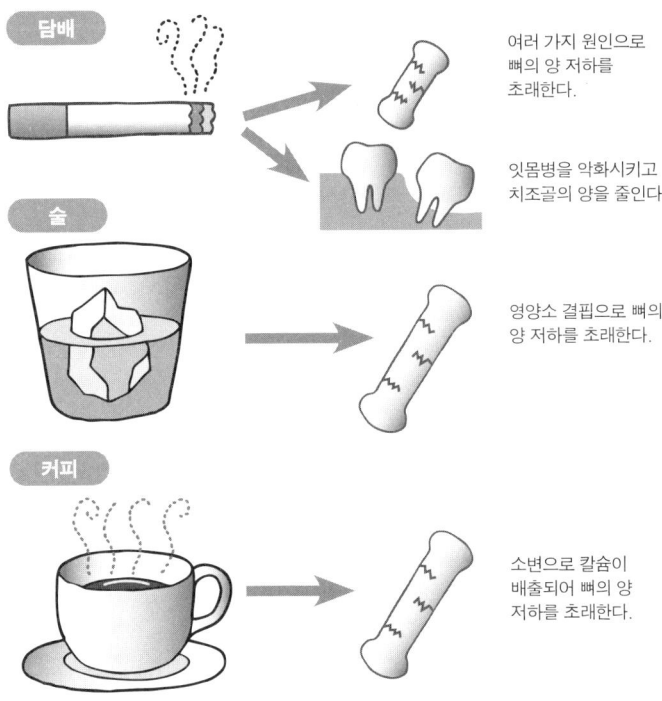

이 감소한다. 알코올음료에는 열량이 있지만 건강에 필요한 영양소는 미량원소를 포함해 거의 들어 있지 않다.

커피 등에 포함된 카페인을 과도하게 섭취할 경우에도 소변으로 배출되는 칼슘의 양이 늘어나 뼈의 양이 저하될 가능성이 있다는 보고도 있다. 하지만 커피에 대해서는 반대되는 보고도 있어 아직 명확한 결론이 나지 않은 상태라 앞으로의 연구 결과가 주목된다. 반면 연골의 경우 흡연과 과도한 음주가 병적 노화에 미치는 영향은 그다지 밝혀진 바 없다. 카페인에 관해서도 마찬가지다. 실제로 어떤지는 앞으로의 연구가 기대된다.

그러므로 애연가에게는 무척이나 가혹한 선고가 되겠지만, 담배는 확실하게 끊어야 마땅하다. 알코올과 카페인도 적절한 양은 큰 문제되지 않지만 많은 양을 섭취하는 것은 자중해야 한다.

Point

1. 흡연은 복합적으로 작용해 뼈의 양을 줄이고 잇몸병을 악화시킨다.
2. 과도한 음주는 균형 잡히지 못한 식생활로 영양 부족을 초래한다.
3. 카페인 과다 섭취는 칼슘 배설을 증가시켜 뼈의 양을 감소시킬 가능성이 있다.

38 '불역'과 '유행'을 착각하지는 않았나

쇼후(蕉風, 일본 에도시대의 하이쿠 작가 마쓰오 바쇼가 창안한 문학사조 — 옮긴이)의 하이쿠론에는 유명한 '불역'과 '유행'이라는 말이 나온다. 그 해석에는 다양한 설이 있지만 나는 이것이 하이쿠(俳句, 일본 고유의 정형 시 — 옮긴이)에 머물지 않고 학문을 포함한 모든 분야에 중요한 의미를 지니는 개념이라고 생각한다.

'불역(不易)'은 변하지 않는, 변해서는 안 되는 확고부동하게 지켜야 할 토대를 말한다. 학창 시절 교양이나 기반을 굳히는 연구가 이에 해당한다. 그 토대 위에 '유행(流行)'이 있다. '유행'은 그때그때 사람들의 이목을 끄는 최첨단 연구에 해당한다.

'불역'과 '유행'은 서로 불가결하며 서로 보완한다. '불역'만으로는 진보를 바랄 수 없으며 시시각각 변화하는 다양한 상황에 대응하지도 못한다. 그렇다고 해서 '유행'에만 영합하면 기반이 불안해 큰 방침을 그르치게 된다. 또 미래를 짊어질 인재를 양성하기도 어렵다. 어느 한쪽에만 지중해서는 위태위태하다. 모름지기 '불역' 부분에는 장기적인 관점에 입각해 안이하게 방침을 변경하지 않고 안정된 투자를 해야 한다. 반면 '유행' 부분에는 그때의 상황을 꿰뚫어 보고 신속하게 대처해야 한다.

'불역'과 '유행'

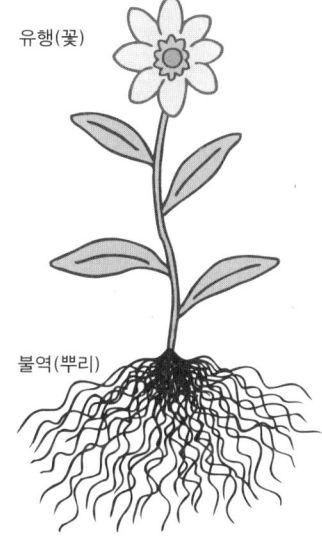

유행(꽃)

불역(뿌리)

사람들의 관심이 집중된 분야
최첨단 연구

↑ 상호 보완 ↓

바꾸어서는 안 되는 지켜야 할 토대
학교 교육과 기반 연구

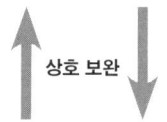

꽃으로만 시선이 쏠리기 십상이지만 뿌리를 소홀히 하면 꽃은 언젠가 시들고 만다.

최근의 학술 정책 문제는 이 둘을 따로 구별하는 안배가 필요하다는 사실을 이해하지 못해 뒤죽박죽 뒤섞어 버렸다. 그 때문에 겉보기에 그럴듯한 '유행'을 위해 얼핏 따분해 보이는 '불역'에 대한 투자를 줄이는 등 걱정스러운 일이 일어나고 있다.

연구의 세계에서도 겉보기에 화려하고 이해하기 쉬운 '유행' 부분에만 관심이 집중되어 바로 성과가 나오지 않는 '불역' 분야의 연구는 가치에 상응하는 평가를 받지 못하고 있다. 예컨대 재생의학 분야에서는 원래 3대 요소인 '세포', '신호인자', '지지체(scaffold)' 연구가 모두 중요하지만, 겉보기에 화려한 줄기세포, 특히 유도만능줄기세포 연구에만 세간의 주목과 투자가 몰리는 경향이 있다. 하지만 재생의료가 정말로 임상응용이 이루어지려면 줄기세포 이외의 세포 연구와 세포의 기능을 조절하는 신호인자 연구, 세포의 보금자리가 되는 지지체 연구가 조화롭게 이루어져야 한다.

대학 역시 겉보기에 화려하고 한눈에 알기 쉬운 '유행' 부분만 강조되고 바로 성과가 보이지 않는 '불역'을 소홀히 하고 있다. 그렇지만 '불역'은 기반을 형성하는 부분으로, 우리 몸에 비유하면 기초적인 영양에 해당한다. 이를 소홀히 하는 것은 세 끼 식사를 제대로 챙겨 먹지 않고 눈만 즐거운 비싼 요리만 먹는 꼴과 같다. 이대로라면 대학이 '지성과 인재의 영양실조'에 걸리지 않을까 하는 우려를 금할 길 없다.

그러므로 연구교육 자금을 분배하는 사람들은 언론매체와 일반인을 대상으로 하는 일부 '유행' 연구에만 자금을 집중하지 말고 '불역'에 해당하는 폭 넓고 견실한 교육이나 기초적인 연구에도 장기적인 관점에 입각해 자원을 공평하게 배분하도록 힘써야 한다.

Point
1. 과학에서도 불역과 유행의 균형이 중요하다.
2. 불역에는 장기적인 관점에 입각한 안정된 투자가 필요하며, 유행에는 그때그때의 상황에 맞는 신속한 대응이 필요하다.
3. 불역은 기초를 형성하는 부분으로, 우리 몸에 비유하면 기초적인 영양에 해당한다. 결코 유행과 혼동해서는 안 된다.

39 언론 보도와 현실의 괴리

　최근 기초과학 전반에서 사회적인 공헌에 관한 성과가 엄중하게 요구되고 있다. 그 때문에 연구자들은 필사적으로 자신의 연구가 사회에 보탬이 된다는 사실을 알리려고 한다. 그러므로 의학에 관한 요란한 성과를 보도하는 뉴스를 보거나 들었을 때 아무 생각 없이 있는 그대로 받아들여서는 안 된다. 대부분의 기사가 연구자 측에서 제공하는 보도자료로 작성되기 때문이다. 설령 대형 신문과 방송사에서 보도되었더라도 그 정보의 내용을 곱씹어 음미해야 한다. 언론의 보도를 접할 때 특히 눈여겨보아야 할 세 가지가 바로 '안정성, 비용, 실용화 기술'이다.

　예를 들어 인터넷이나 신문 등에서 연일 '특정 유전 질환의 원인이 되는 유전자를 발견해 치료의 길이 열렸다'라는 식의 보도를 볼 수 있다. 내용을 찬찬히 살펴보면 과학적으로 달성된 내용은 유전질환을 일으키는 유전자가 있는 장소를 찾아냈거나, 그 유전자의 배열과 기능을 알아낸 데 지나지 않은 경우가 많다.

　이 같은 연구 성과는 질병의 메커니즘 규명에 크나큰 실마리를 제공하는 훌륭한 일이다. 하지만 어디까지나 원인을 '찾은'

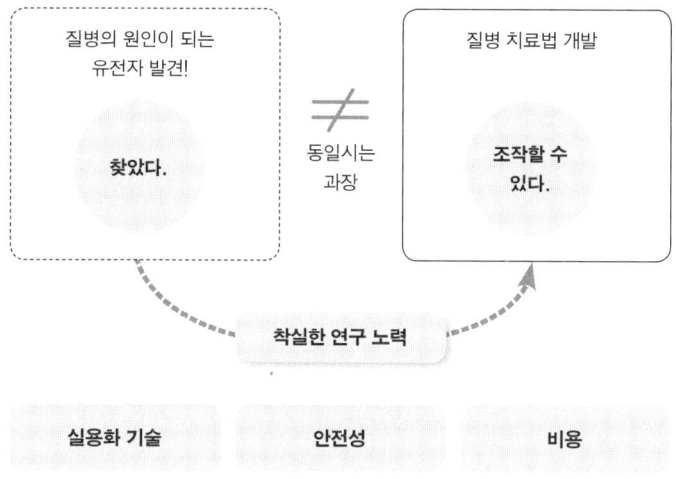

데 불과하며 원인을 '조작'해 질병의 치료법을 정립했다는 뜻은 아니다. 이는 모든 메커니즘을 규명하는 연구에 공통되는 주의점이다. 확인 삼아 5년 전부터 지금까지의 신문을 보고 이런 내용의 보도를 모아 살펴보기 바란다. 그중에 치료법이 나온 연구 성과가 얼마나 되는가?

애석하게도 질병의 원인이 되는 유전자가 발견되어도 직접적인 치료로 연결되는 것은 아니다. 유전자를 발견하면 유전자 치료를 하면 된다고 생각할 수 있지만 유전자 치료는 과거의 장밋빛 보도와 달리 그 위험성과 효율성이 떨어지는 까닭에 대부분 실용화되지 못했다. 특정 유전자를 원하는 세포에 원하는 양만큼 안전하게 넣기는 엄청나게 어렵다. 현재 동경대학 공학부, 의학부 연구 팀에서는 고분자 화학을 구사해 제작한 인공 바이러스 연구가 열정적으로 진행되고 있다. 이와 같은 착실한 연구에 의해 유전자 치료 기술이 어느 정도 수준에 도달하지 않는 한 유전자 그 자체의 연구는 바로 치료에 공헌하지 못한다.

이런 현실을 알면서도 선전을 위해 과장보도하는 것은 지푸라기라도 잡는 심정으로 새로운 치료법이 개발되기를 기다리는 환자들을 생각하면 바람직하지 못한 태도다. 인터넷 등 정보의 홍수 속에서 한정된 시간 안에 질 높은 정보를 얻는 일이 점차 어려워지고 있다. 그러므로 실용화를 주장하는 과학에 관한 보도를 접할 때는 안전성, 비용, 실용화 기술 이렇게 세 가지를 간단하게라도 살펴보는 습관을 기르는 것이 중요하다.

Point

1. 질병의 메커니즘을 규명해도, 치료로 직결되지는 않는다.
2. 기초연구를 임상 현장에 적용하기 위해서는 안전성, 비용, 실용화 등의 장벽을 넘어야 한다.
3. 과장 광고를 하는 언론의 보도를 접할 때는 안전성과 비용 및 실용화 기술을 살펴봐야 한다.

40 줄기세포 치료의 허와 실

'배아줄기세포'와 '유도만능줄기세포'를 활용한 재생의료는 각별한 주의가 필요하다. '배아줄기세포'와 '유도만능줄기세포' 자체는 기초학문으로선 대단히 흥미로운 주제로, 발생생물학의 매우 중요한 연구 대상 중 하나임이 분명하다. 이들 세포가 만들어졌을 때 언론매체는 재생의료의 실용화에 관해 과장보도를 하며 그릇된 꿈을 부추겼다.

생명의 성립과 발생에 관한 기본적인 지식이 조금이라도 있고, 재생의료에 세포의 공급원이 되는 '배아줄기세포'와 '유도만능줄기세포' 등의 '줄기세포'뿐 아니라 세포의 증식과 분화를 제어하는 '신호인자'와 세포가 성장하는 환경을 만드는 '지지체' 연구가 필요하다는 것을 이해하는 사람이라면 광고에서 주장하듯 간단히 재생의료를 실현하기 힘들다는 사실을 알 것이다.

언론의 보도로 잘 알겠지만 '배아줄기세포'와 '유도만능줄기세포'는 다양한 종류의 세포로 분화하는 능력이 가상 큰 특성으로 강조된다. 하지만 주의해야 할 점은 분화는 특수한 조건 아래서만 일어나며, 그것도 효율 면에서 제한적인 경우가 많다는 것이다.

일반적으로 '배아줄기세포'와 '유도만능줄기세포'의 분화 능력을 검증할 때는 누드마우스(Nude Mouse)라는 면역부전 실험용 쥐의 몸 일부(신장 등)에 세포를 이식하고 그대로 한 달가량 둔다. 그러면 쥐의 몸이 배양기 역할을 해 '배아줄기세포'와 '유도만능줄기세포'가 증식 분화해 기형종이라는 종양을 만들어 낸다. 이 쥐를 안락사시켜 적출한 기형종을 얇게 자르거나 잘게 갈아 해당 성분을 추출한다. 그 후 현미경으로 기형종의 세포 모양을 조직학적으로 관찰하거나 유전자 표지 등을 생화학적으로 상세하게 조사해 '배아줄기세포'와 '유도만능줄기세포'가 다양한 세포로 분화되었다는 사실을 증명해 낸다. 참고로 기형종은 내버려 두면 거대해져 종양 때문에 쥐가 죽고 만다.

요 몇 년 새 기초과학과 측정 장치가 진보함에 따라 다양한 분자와 세포를 해석하는 검출 기술이 비약적으로 향상되었다. 덕분에 미세한 변화에도, 가령 1000개 중 1개의 세포가 특정한 분화를 했더라도 찾아낼 수 있게 되었다. 이처럼 검출 민감도는 나날이 향상되고 있다.

기초학문의 세계에서는 '희귀한 세포가 만들어졌다'면, 설령 그것이 1000개에 1개 나올까 말까 할 정도로 효율이 나쁘더라도 최초 보고라면 높이 평가받고 노고를 치하받는다. 그러나 임상 응용을 고려할 경우에는 마냥 좋아할 수만은 없는 노릇이다. 실용화를 목표로 한다면 대개 100퍼센트에 가까운 분화율이 요구된다. 1000개 중 999개(99퍼센트 이상)가 종잡을 수 없는 세포여서 이식에 쓸 수 없다면 도저히 실용화가 불가능하기 때문이다.

'배아줄기세포'와 '유도만능줄기세포'의 경우 더 큰 문제는 1개라도 분화되지 않는 세포가 남으면 그 세포가 기형종을 만들어 결국 이식받은 환자의 목숨을 위협할 가능성이 있다는 것이다. '배아줄기세포'와 '유도만능줄기세포'를 활용한 재생의료 연구 보고는 최근 그 수가 늘어나는 추세지만, 그 연구 성과를 볼 때 주의해야 할 부분은 장기간의 성적이다. 기형종은 어느 정도 시간이 지나 종양세포가 늘어난 뒤에 증상이 나타난다. 그러므로 실용화에 유용하다고 주장하면서도 단기간의 성적만을 강조하고 이식한 지 반 년에서 1년가량, 즉 어느 정도 시간이 지난 후 기형종 발생에 관한 연구 결과가 없으면 그 연구는 그다지 신뢰할 수 없다.

배아줄기세포와 유도만능줄기세포에 의한 재생의료 이야기는 옛날의 연금술 이야기와 얼핏 닮았다. 중세 유럽에서는 납 등 일반 금속이 화학 반응을 거쳐 금이 된다는 꿈같은 이야기가 사실인 것처럼 회자되며 소문이 소문을 낳아 수많은 사람이 금을 제작하는 데 열중했다. 성공했다고 주장한 사람도 있었지만 결국 금은 만들어지지 않았다.

사실 현대에는 화학 반응이 아닌 원자핵 반응을 이용해 수은과 베릴륨으로 금을 만들 수 있다. 그러므로 연금술은 완전히 허무맹랑한 이야기가 아닌 셈이다. 그렇지만 가속기라는 거대한 시설을 이용해야 하고 장기간에 걸쳐 극히 적은 양밖에 만들지 못해 제조 단가가 터무니없이 치솟는다. 그래서 아무도 그 방법을 써서 금을 생산하려고 하지 않는다.

배아줄기세포와 유도만능줄기세포를 이용한 재생의료 이야기도 물론 새빨간 거짓말은 아니다. 그러나 이들 세포로부터 만들어지는 조직은 방대한 배양용 시약과 인건비를 써야 만들어진다. 그런데도 대부분의 경우 만들어진 조직은 불완전하며 양도 적어 실제 임상에 응용하는 데 크게 부족하다. 이들이 실현 가능한 범위에 들어서기 위해서는 매우 큰 기술 혁신이 필요한데, 아직은 전망이 불투명하다.

기초학문에서 가능한 일과 실제 사회에 응용 가능한 일 사이에는 커다란 간극이 존재한다. 아무리 민감도가 높은 검출이 가능해져 미세한 메커니즘을 밝혀내도 응용까지는 갈 길이 멀다. 실제로 응용하려면 안전성과 비용 등 향기롭지 못한 중요한 과정을 거쳐야 한다. 사람의 목숨은 돈으로 환산할 수 없으니 비용 문제는 논외로 쳐야 한다는 의견도 있을 것이다. 기초연구 단계만 놓고 보면 비용 문제를 잠시 접어 둘 수 있지만 조금이라도 실용화를 고려한다면 이야기가 달라진다. 사실 의료는 돈 문제를 포함해 사회와의 접점을 늘 생각하지 않을 수 없다. 다시 한 번 말하지만 해석 기술이 진보해 더 세밀하게 볼 수 있고 더 상세한 원리를 이해할 수 있더라도 그 지식들을 통합하고 실제로 의료에 보탬이 되도록 하는 것은 완전히 차원이

다른 문제다.

'보이는 것'과 '조작하는 것'은 질적으로 다르다. 물론 전자는 후자의 실현을 위해 중요한 한 걸음이며, 이를 위한 기초연구는 항상 일정한 사회 투자를 받아야 마땅한 대상이다. 그러나 '보인다'고 해서 수단도 갖추어지지 않았는데 '조작할 수 있다'고 과장해서 주장하는 것은 모름지기 과학자로서 경계하고 삼가야 마땅하다. 더욱 최근에는 전 지구적 관점에서 환경 보호와 자원의 유효한 활용이 중요시되고 있다. 막대한 에너지와 폐기물을 방출하는데도 소수의 인간(대개 부자들)만 이용할 수 있는 방식은 사회적으로 용인될 리 없다.

그런 의미에서 '배아줄기세포'와 '유도만능줄기세포'를 이용한 재생의료가 유행한다고 해서 무턱대고 덤벼들기보다는 체세포를 현명하게 활용하거나 장기에 포함된 성체 줄기세포를 이용하는 방법을 연구하는 것이 보다 현실적인 해결책이다. 재생의료의 다른 요소인 신호인자와 지지체 소재의 연구를 진행해 사용하는 세포의 양을 줄이거나 혹은 세포 없이 진행하는 방법을 개발하는 것도 중요하다. 가령 동경여자의과대학 연구팀이 진행 중인 기술인, 특수 배양접시를 사용해 체세포와 성체 줄기세포를 시트 상태로 가공해 이 시트를 각막상피 재생 등에 활용하는 것이 좋은 예다.

'배아줄기세포'와 '유도만능줄기세포'를 이용한 재생의료에 한계가 있다는 이야기를 줄곧 늘어놓았는데, 물론 현재의 기술

수준으로도 대상 질환을 확실하게 좁히면 잘 풀릴 가능성이 있기는 하다. 예를 들면 환자에게 세포를 이식하기 전에 최종적으로 세포가 증식하지 못하도록 처리하거나 세포를 죽이는 등 증식하거나 살아 있는 세포가 없어도 좋은 경우가 바로 그것이다. 이런 방법을 쓴다면 종양이 나타날 가능성은 상당히 줄어든다. 그러나 이 같은 예는 현재 재생의료의 대상으로 연구되는 질환 중 소수에 불과하다.

이같이 광고와 현실이 크게 차이 나는 것은 '일단 배아줄기세포와 유도만능줄기세포를 확보'하고 차후에 그것을 이용하는 재생의료를 생각하다 보니 대상 질환을 충분히 검토하지 못했기 때문이다. 연구의 주제와 상관없이 어쨌든 배아줄기세포와 유도만능줄기세포를 쓰는 연구가 재생의료 연구의 유행에 편승하기 위해 필요하다 보니 본말이 전도된 셈이다.

실용화로 진지하게 사회 환원을 목표로 한다면 출구를 똑바로 응시하고 그 목적에 가장 부합하는 방책을 취해야 한다. '배아줄기세포'와 '유도만능줄기세포'는 다른 세포원이나 지지체, 신호인자와 대등한 하나의 요소로 파악해야 마땅하며, 목적에 맞게 선별되는 대상이 되어야 한다. 그 반대일 경우, 실용화는 결코 순조롭지 않을 것이다.

이상의 비판은 어디까지나 '배아줄기세포'와 '유도만능줄기세포'를 이용한 재생의료에 관한 이야기로, 이들 세포를 활용한 기초연구를 향한 비판이 아니므로 모쪼록 착각하지 않도록 주의하기 바란다(배아줄기세포(embryonic stem cell, ES cell)는 여러 가지 윤리적인 문제와 더불어 배아줄기세포를 만드는 데 필요한 난자를 제공하는 여성의 건강을 위협한다는 의학적인 문제 때문에 상용화에 어려움이 크다. 이를 극복하기 위한 한 방편으로 체세포에 각종 유전학적 조작을 가해 줄기세포의 만능성을 갖도록 만든 것이 유도만능줄기세포(induced pluripotent stem cell, iPS cell)인데, 이는 역분화만능줄기세포라고도 불린다. 유도만능줄기세포 역시 실제 임상적인 활용을 위해서는 극복해야 할 문제가 많이 있다. 따라서 성체 줄기세포를 이용하는 방법이 현재로서 가장 유망하고, 실제로도 가장 많은 임상적인 활용이 시도되고 있다 — 옮긴이).

제6장 뼈와 연골을 튼튼하게 하는 식사·운동·생활습관

長壽革命

41. 뼈를 튼튼하게 하는 식사
– 현명한 칼슘 섭취법

적절한 영양을 섭취하기 위해서는 식생활에서 어떤 점에 주의를 기울여야 할까?

뼈를 철근콘크리트에 비유하면 칼슘은 시멘트 역할을 하는 중요한 성분으로, 우리 몸의 혈중 칼슘 농도를 일정하게 유지하는 것은 뼈의 구조적 역할보다 훨씬 중요하다. 혈액 속의 칼슘 농도가 낮아지면 우리 몸은 뼈를 희생해서라도 혈중 칼슘 농도를 올리려 한다. 따라서 충분한 양의 칼슘을 섭취하는 것은 뼈의 건강에 매우 중요한 기초적인 사항이다.

칼슘은 우리 몸이 만들어 내지 못하는 물질이기 때문에 반드시 음식에서 충분한 양을 섭취해야 한다. 통계에 따르면 현재 일본인의 칼슘 평균 섭취량은 하루 550밀리그램 정도로, 필요한 양, 즉 일일 권장량인 600~700밀리그램을 밑돈다. 고령자는 칼슘을 이용하는 효율이 떨어지므로 양을 더 늘려 하루 800밀리그램 이상 섭취할 필요가 있다. 그러므로 식사를 할 때는 적극적으로 칼슘을 섭취하기 위한 다각적인 노력이 필요하다.(2005년 보건복지부의 조사 결과에 따르면 한국인은 칼슘을 일일 권장량의 58.1퍼센트만 섭취한다고 한다. 한국인의 칼슘 섭취 실태와 연령 및 성별에 따른 권장량은 보건복지부 또는 대한영양사협회 홈페이지를 참

현명한 칼슘 섭취법

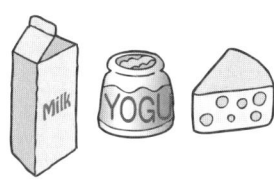

유제품
우유, 요구르트, 치즈 등

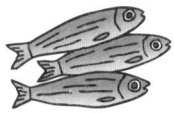 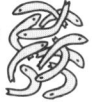 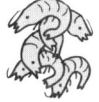

어류
말린 정어리, 잔멸치,
말린 새우 등

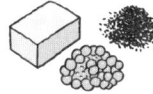

콩류
두부, 청국장, 참깨,
린 톳, 유채나물 등

인산과 염분의 과다 섭취에 주의

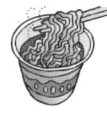 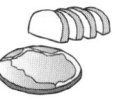 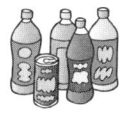
용기라면 등 인스턴트 식품, 햄,
어묵 등의 가공식품, 청량음료 등

고하기 바란다 ― 옮긴이)

 칼슘이 풍부한 대표적인 먹거리는 우유, 치즈, 요구르트 등 유제품이다. 우유에 포함된 칼슘은 원래 송아지가 소화하기 쉽게 만들어져 사람이 섭취할 때도 흡수 효율이 높은 편이다.

 동물성 식품으로는 말린 정어리, 멸치, 뱅어포 등의 생선에 풍부한 칼슘이 포함되어 있다. 생선의 칼슘 흡수율은 유제품 다음으로 뛰어나다.

식물성 식품인 두유, 대두, 깨, 말린 톳, 유채나물 등에도 칼슘이 풍부하게 함유되어 있다. 다만 식물에 칼슘 흡수를 방해하는 물질(옥살산이나 피틴산)이 다량 함유된 경우 실제로 흡수되는 칼슘 양이 줄어드니 주의가 필요하다.

인스턴트식품, 가공식품, 청량음료 등에는 인산이 대량 들어 있다. 인산의 과다 섭취는 칼슘 흡수를 방해하고 혈중 칼슘 저하를 초래해 뼈가 흡수되게 만든다. 그러므로 이들 식품은 과도하게 섭취하지 않는 편이 현명하다. 또 식염의 과다 섭취는 칼슘이 소변으로 배출되는 양을 증가시키므로, 염분을 적절하게 제한하는 것이 바람직하다. 염분의 과다 섭취는 고혈압의 원인이 되기도 하므로 건강을 생각하면 일석이조인 셈이다.

이처럼 칼슘을 섭취하기 위해서는 챙겨 먹어야 할 음식과 피해야 할 음식에 대한 확실한 구별이 중요하다.

Point

1. 혈중 칼슘을 일정하게 유지하는 것은 우리 몸의 최우선 사항으로, 충분한 칼슘 섭취가 필요하다.
2. 유제품, 어류, 콩류에서 섭취할 수 있다.
3. 인산과 식염의 과다 섭취는 혈중 칼슘 저하를 초래하므로 삼가야 한다.

42 뼈를 튼튼하게 하는 식사
- 현명한 비타민 D 섭취법

칼슘이 장에서 흡수될 때 꼭 필요한 성분이 비타민 D다. 비타민 D는 소량이지만 햇빛을 통해 피부에서 합성할 수 있다. 식사로 충분한 비타민 D를 섭취하지 못할 경우 어느 정도 햇빛을 쬐어 주면 비타민 D 부족을 예방할 수 있다. 일조 시간이 짧은 지역에 살거나 주로 집 안에서만 생활하는 경우에는 신경 써서 햇빛을 쬐는 시간을 갖도록 하자.

젊었을 때는 우리 몸에 필요한 비타민 D를 대부분 피부에서 합성할 수 있다. 그러나 나이를 먹으면서 합성 능력이 떨어진다. 또 비타민 D는 최종적으로 신장에서 활성화되는데, 이 능력은 나이를 먹으며 점차 저하된다. 비타민 D가 결핍되면 장에서의 칼슘 흡수가 저하되어 식사로 섭취하는 칼슘을 능률적으로 이용할 수 없다. 그 밖에도 신장에서의 칼슘 재흡수와 뼈에서의 칼슘 동원도 저하되어 혈중 칼슘 농도가 낮아진다. 혈중 칼슘이 줄어들면 우리 몸은 뼈를 희생해 칼슘 흡수를 활발하게 만들기 때문에 뼈의 양이 줄어든다.

비타민 D는 어류에 풍부하게 함유되어 있다. 평상 시 생선을 즐겨 섭취하면 부족할 일이 거의 없다. 그 밖에 우유와 표고버섯 등에도 비타민 D가 많이 들어 있다.

현명한 비타민 D 섭취법

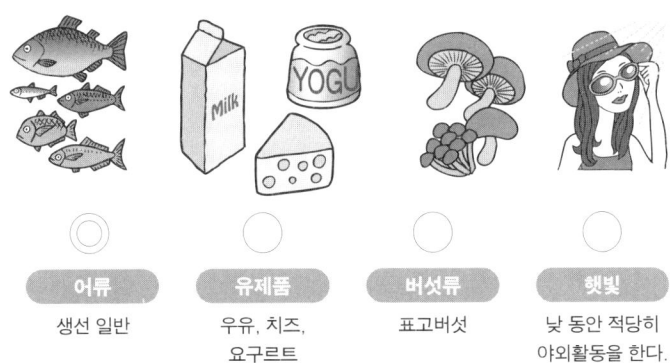

어류	유제품	버섯류	햇빛
생선 일반	우유, 치즈, 요구르트	표고버섯	낮 동안 적당히 야외활동을 한다.

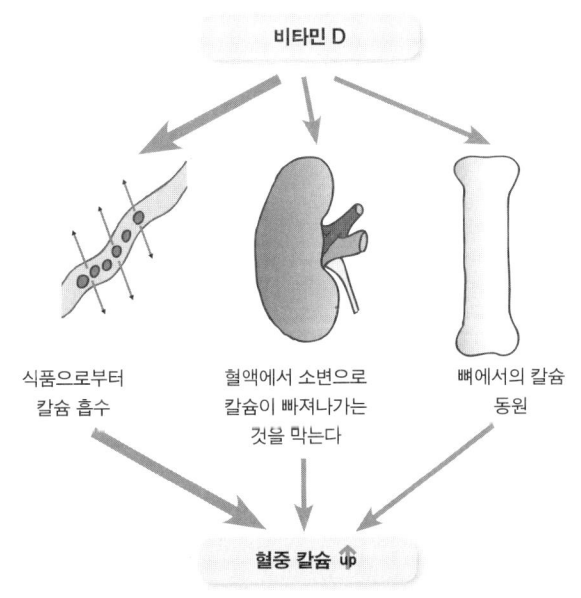

비타민 D

- 식품으로부터 칼슘 흡수
- 혈액에서 소변으로 칼슘이 빠져나가는 것을 막는다
- 뼈에서의 칼슘 동원

→ 혈중 칼슘 ⬆ up

일반적인 식사로는 칼슘과 비타민 D 섭취가 도저히 힘든 경우, 영양제를 복용하는 것도 고려해 볼 수 있다. 하지만 이때도 역시 주의해야 할 점이 있다. 칼슘과 비타민 D를 동시에 먹으면 혈중 칼슘 농도가 급격히 상승해 우리 몸에 해를 끼칠 우려가 있는 까닭이다.

우리 몸은 생리작용에 의해 혈중 칼슘 농도가 높아지면 부갑상선 호르몬 분비가 저하되고 그 때문에 비타민 D의 활성화가 억제되어 장에서의 칼슘 흡수가 저하된다. 이때 외부에서 칼슘과 활성형 비타민 D를 대량으로 투여하면 이와 같은 조절 메커니즘이 작동하지 않는다. 일반적으로 영양제를 복용하면 한정된 종류의 영양소를 대량으로 섭취하게 되므로 부작용에 각별한 주의가 필요하다.

그러므로 비타민 D를 섭취하려면 햇빛을 충분히 쐬고 균형잡힌 식생활을 영위하는 것이 중요하다.(우리나라의 경우 2009년에 발표된 제4기 국민 건강 영양 조사에 따르면 47.3%의 남성과 64.5%의 여성에게서 비타민 D의 부족이 나타났다 — 옮긴이)

Point

1. 비타민 D는 장에서의 칼슘 흡수와 신장에서의 칼슘 재흡수, 뼈에서의 칼슘 동원에 중요하다.
2. 소량이라면 햇빛의 힘을 빌려 피부에서 합성할 수 있다.
3. 평소 생선을 즐겨 먹으면 부족할 일은 거의 없다.

43 뼈를 튼튼하게 하는 식사
- 현명한 단백질 섭취법

뼈의 성분 중 20퍼센트가량이 유기 성분인데, 그중 90퍼센트는 제1형 콜라겐이라는 단백질이다. 뼈를 철근콘크리트에 비유하면 철근에 해당하는 콜라겐은 뼈에 유연성과 강도를 부여한다. 그러므로 뼈 건강을 증진하고자 한다면 단백질 역시 충분히 섭취해야 한다. 그렇다면 어떻게 섭취해야 좋을까?

콜라겐을 만들어야 하기 때문에, 콜라겐을 먹거나 마셔야 한다는 사고방식은 얼핏 이치에 맞아 보인다. 하지만 콜라겐은 결국 트리펩티드, 디펩티드, 아미노산으로 소화되어 흡수되므로 특별한 효과를 기대할 수 없다.

단백질을 섭취할 때는 스무 종류 아미노산의 균형이 중요하다. 특히 필수 아미노산이라 부르는 여덟 가지 아미노산(트립토판, 라이신, 메티오닌, 페닐알라닌, 트레오닌, 발린, 이소류신, 류신에 또 한 가지 히스티딘을 포함시키는 경우도 있다)은 우리 몸에서 합성하지 못하므로 식품으로 섭취할 필요가 있다.

필수 아미노산을 제대로 섭취하지 않으면 우리 몸을 만드는 부품이 부족해져 단백질 합성이 정체된다. 이때 부족한 아미노산 외에 다른 아미노산을 아무리 많이 섭취해도 소용이 없다. 필수 아미노산을 골고루 섭취하려면 하나의 식품이 아니라 다

현명한 단백질 섭취법

아미노산의 균형

한 가지 음식만 먹으면 아미노산을 골고루 섭취할 수 없다.

식물성 단백질
곡류, 콩류

동물성 단백질
생선류, 육류, 달걀, 유제품

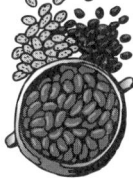
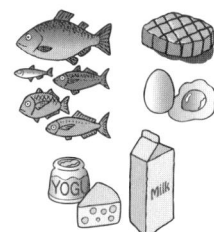

여러 가지를 골고루 섭취해야 한다.

단백질 합성에는 에너지가 필요 → 단백질만 섭취하는 것은 금물
단백질은 저장할 수 없다 → 한꺼번에 대량 섭취하는 것도 금물, 신장에 부담을 준다.

양한 식품을 골고루 섭취하는 게 중요하다. 예를 들어 곡물이나 콩류에서 섭취할 수 있는 식물성 단백질에는 한 종류 이상의 필수 아미노산이 부족하므로, 동물성 단백질을 어느 정도 섭취하지 않으면 영양 결핍을 일으킬 우려가 높아진다.

그런데 단백질을 합성해 우리 몸에 받아들이기 위해서는 에너지가 필요하다. 따라서 효율적으로 단백질을 이용하려면 밥과 빵으로 대표되는 탄수화물 등 에너지원을 동시에 섭취하는

게 중요하다. 그렇지 않으면 아무리 단백질을 섭취하더라도 몸에 흡수되지 않고 에너지원으로 사용되어 버린다. 근육을 만든다고 단백질 보충제를 식사 대신 먹는 행위는 물론 논외다.

단백질은 우리 몸에 저장되지 않는다. 우리 몸에서 쓰고 남은 단백질은 몸 밖으로 배출된다. 단백질을 과도하게 섭취하면 부작용이 일어날 우려가 있으므로, 적당하게 섭취하는 것이 현명하다. 단백질을 과다 섭취하면 간에서 요소로의 대사 작용이 이루어진다. 간의 대사 능력에는 한계가 있어 과다 섭취할 경우 무력감, 오심, 설사 등을 일으킬 수 있다. 요소는 신장에서 분해되어 소변으로 배출되는데, 요소가 과다할 경우 신장 기능에 장애를 일으킬 가능성이 있다. 게다가 단백질을 과다 섭취하면 소변으로 칼슘이 배출된다는 보고도 있으므로, 단백질 보충제를 먹을 때는 과다 섭취에 충분한 주의를 기울여야 한다.

아미노산이 골고루 균형을 이루기 위해서는 평소 다양한 음식으로 단백질을 섭취하는 것이 중요하다.

Point
1. 뼈의 20%는 유기 성분으로, 그 대부분은 콜라겐이라는 단백질이다.
2. 단백질을 섭취할 때는 다양한 재료를 조합해 필수 아미노산을 골고루 섭취해야 한다.
3. 아미노산으로 단백질을 합성하려면 탄수화물 등의 에너지가 필요하며, 저장이 불가능한 단백질은 과다 섭취에 주의해야 한다.

44 뼈를 튼튼하게 하는 식사
- 현명한 비타민 K·C 섭취법

비타민 K는 혈액을 응고시킬 때 활약하는 인자(이를 응고인자라 한다)의 활성화에 필요한 비타민이다. 뼈에 칼슘이 침착될 때도 중요한 역할을 한다. 비타민 K가 결핍되면 뼈의 양이 감소한다는 보고도 있다. 또 비타민 K를 투여하면 뼈의 양이 늘어나거나 골절을 예방할 수 있는 가능성도 있다고 한다.

비타민 K는 장에 사는 세균(장내세균)이 생산한다. 또한 청국장, 치즈 등 발효 식품 및 고기, 달걀, 유제품, 녹색 채소 등에 풍부하게 함유되어 있어 제대로 된 식사로 이 식품들을 섭취한다면 부족해질 리 없다. 이 밖에 과일, 해조류, 녹차 등에도 비타민 K가 포함되어 있다.

비타민 K 결핍이 일어난 예는 갓난아기에게서 찾아볼 수 있다. 신생아는 장내세균이 적어 비타민 K를 충분히 생성하지 못한다. 그 때문에 혈액 응고가 원활히 이루어지지 않아 때때로 두개골 내에 출혈이 일어나는 경우가 있다. 이를 예방하기 위해 신생아에게는 비타민 K를 투여한다. 이러한 기전을 과학적으로 이해하지 못해 민간요법으로 치료하려다 아기를 잃었다는 가슴 아픈 사건이 새록새록 기억난다.

특수한 예지만 성인 중에도 장기간에 걸쳐 항생물질을 투여

현명한 비타민 K·C 섭취법

비타민 C는 뼈의 철근에 해당하는 콜라겐 합성에 중요하다.

채소류

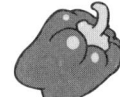 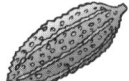 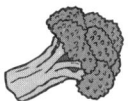

피망(홍피망)　　여주　　브로콜리

과일류

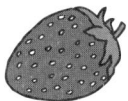 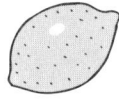 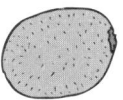

딸기　　레몬　　키위

비타민 K는 뼈에 칼슘이 침착될 때 중요하다.

장내세균이 생산

갓난아기는 장내세균이 적어 결핍될 우려가 있다.

발효식품

청국장, 치즈

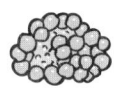

녹색 채소

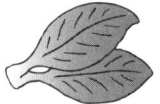

육류, 달걀, 유제품

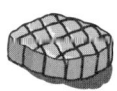 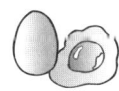 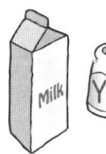 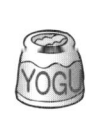

제6장 / 뼈와 연골을 튼튼하게 하는 식사·운동·생활습관

한 경우, 장내세균이 항생물질에 의해 감소해 생성되는 비타민 K의 양이 감소하는 경우도 있으므로 주의가 필요하다.

비타민 C는 콜라겐 합성에 중요한 수용성 비타민으로, 비타민 C가 많은 채소와 과일 섭취량이 많으면 뼈의 양이 많아지는 경향이 있다는 연구 결과가 있다. 비타민 C가 결핍되면 괴혈병이라는 질병이 생기고, 피가 나기 쉬우며, 상처가 잘 낫지 않는다. 뼈에도 이상이 생긴다고 알려져 있다.

비타민 C는 신선한 채소와 과일에 풍부히 함유되어 있는데 채소와 과일 등 신선 식품을 섭취하면 부족해지는 경우는 거의 없다. 비타민 C는 열에 약하고 수용성이라 생으로 먹는 샐러드나 주스로 섭취하는 게 좋다.

뼈의 건강을 위해서는 비타민 K, 비타민 C의 역할과 각 비타민이 풍부하게 함유된 먹거리 정보에 대한 충분한 이해가 중요하다.

Point
1. 비타민 K는 뼈의 양 유지 및 골절 예방에 중요하다.
2. 장내세균과 식사로 공급되는데, 일반적인 식사로도 부족하지 않다.
3. 비타민 C는 뼈에 중요한 성분으로 콜라겐 합성에 중요하며 신선한 채소와 과일에 풍부하다.

45 뼈를 튼튼하게 하는 식사
– 현명한 마그네슘·미량원소 섭취법

마그네슘은 뼈 속에 존재하며, 뼈를 형성하고 유지하는 역할을 한다. 최근 마그네슘 결핍이 골다공증과 관련되었다는 가설이 제기되고 있다. 또한 마그네슘은 다양한 효소의 활성화에 필요한 보조인자로 작용하거나 세포의 여러 기능을 조절하기도 한다. 마그네슘은 해조류, 채소, 콩, 생선, 곡물 등에 풍부하게 들어 있어 이들이 포함된 식사를 하면 결핍증에 걸리지 않는다.

미량원소는 몸의 기능을 조절하는 데 중요한 역할을 한다. 몸속에서 다양한 작용을 하는 효소로, 단백질 활성화나 생체분자를 구성하고 형성하는 데 중요한 역할을 담당한다. 미량원소 역시 평상시 식사만 제대로 해도 결핍되는 경우는 드물다. 과도하게 섭취하면 오히려 몸에 이상이 일어난다.

가령 구리는 콜라겐을 합성하는 효소의 일부로 중요한 역할을 하는데, 결핍되면 골다공증을 포함한 갖가지 뼈의 병변을 일으킨다. 하지만 구리 결핍은 특수한 질병을 앓고 있거나 입으로 전혀 식사를 할 수 없어 주사로만 영양을 보급받는 환자 등 특별하고 드문 경우에만 제한적으로 나타난다. 반대로 구리를 과잉 섭취하면 중독을 일으키고 간의 이상과 발육 이상을

현명한 마그네슘과 미량원소 섭취법

마그네슘은 뼈의 형성과 유지에 중요하다.

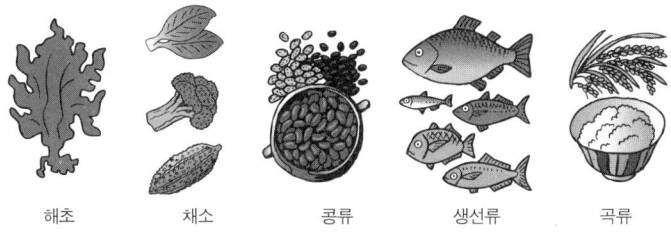

해초 　 채소 　 콩류 　 생선류 　 곡류

평소 이런 식품들을 섭취하면 결핍은 일어나지 않는다.

미량원소는 신체 기능 조절에 중요하다.

뼈에 관계된
구리, 아연 등

Cu

Zn

**평범한 식사로도 결핍이
일어나는 경우는 드물다.**

마그네슘, 미량원소
영양제 등으로 과도하게 섭취하면
부작용이 일어날 우려가 있으므로
주의해야 한다.

일으킨다.

미량원소 결핍증은 드물지만 그중에서도 아연은 비교적 높은 빈도로 결핍증이 나타난다. 아연은 갖가지 효소의 활성화에 중요한 역할을 도맡는 물질로, 단백질과 핵산 구조에도 중요한 역할을 한다. 아연은 무리한 다이어트를 하는 사람이나 환자, 고령자 등에서 결핍되기 쉬운 미량원소다. 그러나 평소 식사를 할 때 동물성 식품(특히 조개류)을 충분히 섭취하면 예방할 수 있다.

미량원소는 서로 상호작용을 하며 영향을 주고받는 경우가 많아 주의해야 한다. 예컨대 구리를 대량 섭취하면 아연의 흡수를 저해한다. 반대로 아연을 대량 섭취하면 구리의 흡수를 방해한다. 이와 같은 상호작용은 아직 알려지지 않는 부분도 많다. 따라서 영양제 등으로 무분별하게 미량원소를 대량 섭취하는 것은 결코 현명한 행동이 아님을 알아두어야 한다. 특수한 상황이 아닌 한 균형 잡힌 식생활을 유지하고 영양제에 의지하지 않는 것이 중요하다.

Point

1. 마그네슘은 칼슘과 함께 뼈의 형성과 유지에 중요한 역할을 하지만, 일반적인 식사로도 충분한 섭취가 가능하다.
2. 미량원소는 신체 기능 조절에 중요한데, 제대로 된 식사만 해도 결핍은 일어나지 않는다.
3. 미량원소는 과도하게 섭취하면 갖가지 부작용을 일으키므로 주의해야 한다.

46 | 뼈를 튼튼하게 하는 운동
— 현명한 걷기 운동

적절한 운동이 건강을 유지하고 노화를 늦춘다는 사실은 유명한 고대 그리스의 의사인 히포크라테스도 지적한 바 있다. 과도한 안정도 과격한 운동도 뼈 건강에는 바람직하지 않다. 땀이 날 정도의 중간 강도 운동이 뼈 건강에 가장 효과적이다. 또 매일 조금씩 습관처럼 꾸준히 하는 게 중요하다.

그렇다면 어떤 운동을 선택하는 게 좋을까? 지금까지 확실한 연구 결과가 나온 운동을 예로 든다면 걷기 운동과 근력 트레이닝이 효과적이다. 이 두 가지를 비교하면 근력 트레이닝은 허리뼈의 양을 증가시키는 데 효과가 있으며, 걷기 운동은 허리와 대퇴부 뼈의 양을 모두 증가시키는 효과가 있다. 이러한 연구 결과를 볼 때 걷기와 건강은 밀접한 관련이 있는 것으로 추측할 수 있다. 하루에 걷는 거리와 사망률의 관계를 보면 거리가 긴 사람일수록 사망률이 낮다는 보고가 있다.

걷기 운동은 특별한 시설이 없어도 가능하므로 간편하게 꾸준히 계속할 수 있다. 또한 누구나 특별한 준비 없이 바로 시작할 수 있다. 홈쇼핑으로 값비싼 운동기구를 사거나 비싼 돈을 들여 피트니스 센터에 다니지 않아도 충분한 효과를 얻을 수 있다. 구체적으로 설명하면, 하루 30분쯤 땀이 날 정도의 강도

올바른 걷기 운동 자세

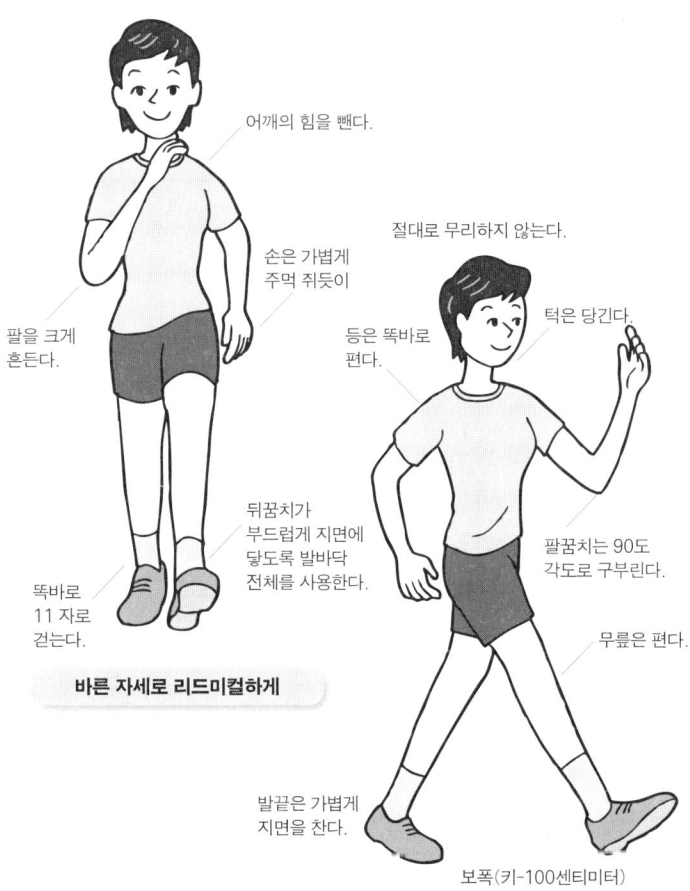

로 매일 꾸준히 걷는 게 좋다. 물론 꼭 걷기 운동이 아니라도 좋다. 걷기 운동에 상당하는 중간 정도 강도의 운동이라면 종류에 상관없이 각자 취향에 맞는 운동을 선택하면 충분하다.

그 밖에 효과적인 트레이닝으로는 일본정형외과학회가 고안한 '로커모션 트레이닝(Locomotion Training)'을 기초적인 운동으로 추천한다. 로커모션 트레이닝의 기본은 '눈 뜨고 한 발 서기'와 '스쿼트(squats)'다. '눈 뜨고 한 발 서기'는 균형감각을, '스쿼트'는 하반신 근력을 강화한다. 상세한 운동 방법은 '연골을 튼튼하게 하는 운동과 생활습관'에 정리해 두었다.

뼈 건강을 위해서는 중간 정도 강도의 걷기 운동과 로커모션 트레이닝 등의 운동을 매일 꾸준히 하는 습관이 중요하다.

Point
1. 과도한 안정과 과격한 운동은 모두 뼈 건강에 좋지 않다.
2. 땀이 날 정도의 중간 강도 운동을, 걷기 운동과 로커모션 트레이닝 등으로 매일 하는 것이 좋다.
3. 하루에 걷는 거리가 긴 사람일수록 수명이 길다는 연구 결과가 있다.

47 뼈를 튼튼하게 하는 생활습관
- 현명한 기호품 즐기기

과도한 음주는 영양 상태를 저하시키고 뼈의 양이 줄어들게 만든다. 그뿐 아니라 술에 취하면 넘어져서 골절상을 입을 위험도 높아진다. 일정 수준 이상 술을 마시면 눈 뜬 장님 같은 상태가 되어 두 눈을 뻔히 뜨고도 넘어지기 십상이다. 뼈 건강을 위해서 술은 적당히 마셔야 마땅하다.

'적당히'란 참으로 애매한 말로, 개인차가 크다. 그렇다면 '적당한 양'이란 과연 어느 정도를 말하는 것일까? 구체적으로 환산하면 청주의 경우 180밀리리터 이하다. 술을 좋아하는 사람에게 이 정도만 마시고 술잔을 내려놓으라고 하는 건 엄청난 자제심을 요구하는 행동이다. 찔끔찔끔 마셔서 입맛만 버릴 바에야 아예 마시지 않는 편이 낫다는 사람도 있을 것이다. 하지만 그 이상 마시면 '술은 백약의 으뜸'이라는 말이 무색해진다.

담배는 끊는 게 현명하다. 뼈의 양을 감소시키는 것은 물론이거니와 암과 동맥경화를 포함한 갖가지 질병의 원흉이다. 또 잇몸병을 악화시킨다는 사실도 밝혀졌다. 게다가 담배를 피우는 사람은 운동량이 적다는 연구 결과도 있다. 흡연을 하면 폐에 상처가 생겨 폐활량이 떨어지고 숨이 가빠지는데 이것이 운동을 꺼리는 하나의 원인이 된다. 담배는 운동을 멀리하게 만

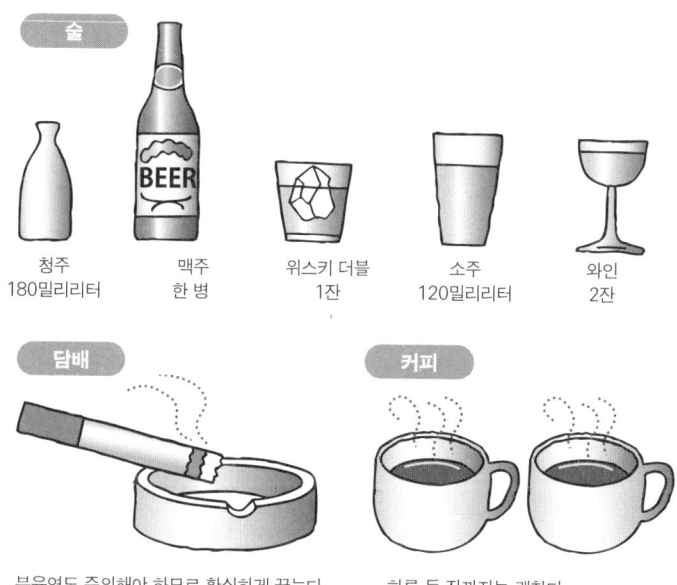

들어 간접적으로도 뼈의 건강을 위협하는 셈이다.

담배는 담배를 피우는 본인의 문제에 머물지 않고 간접흡연의 폐해를 일으킨다. 흡연은 주위 사람에게도 비슷한 문제를 일으키므로 충분한 주의와 배려가 필요하다. 특히 어린이 주변에서 담배를 피우는 것은 사회적으로 생각해도 절대로 용납할 수 없는 행위다.

불이 붙은 담배에서 나오는 부유연(浮游煙) 속에 포함된 유해 물질은 흡연자가 흡입하는 주류연(主流煙)에 비해 훨씬 많다는 사실도 밝혀졌다. 연구 결과에 따르면 벤조피렌(Benzopyrene), 니트로사민(Nitrosamine), 키놀린(Quinoline)을 비롯한 발암물질 및 그 밖의 유해 물질인 타르, 니코틴, 암모니아, 일산화탄소 등이 주류연의 몇 배에서 몇십 배 포함되어 있다고 한다. 흡연자와 1미터 이내에서 일어나는 간접흡연은 특히 더 유해하다. 간접흡연으로 어린이의 천식 등 질환의 발병률이 높아진다는 보고도 있다.

흡연자에게는 죄다 마음이 무거워지는 이야기뿐이겠지만 금연하면 그만큼 좋은 결과를 얻는다는 연구 결과도 있으므로, 가능한 한 하루라도 빨리 담배를 끊는 것이 중요하다.

커피에 관해서는 카페인 과다 섭취(하루에 커피 세 잔 이상) 시 소변으로 배출되는 칼슘의 양이 늘어나 뼈의 양이 줄어든다는 가설이 아직 논의 중이지만, 커피 역시 '중용'이 중요해 과도하게 섭취하지 않는 편이 현명하다. 하루 한두 잔이면 적당하다.

담배는 확실하게 끊고 다른 기호품도 중용을 지키며 적당하게 즐기겠다는 마음가짐이 중요하다.

Point

1. 음주는 소주의 경우 120밀리리터 이하가 바람직하다.
2. 담배는 뼈의 양을 줄이고 잇몸병을 악화시키므로 확실하게 끊어야 한다.
3. 커피도 과도한 섭취는 삼간다.

48. 뼈를 튼튼하게 하는 생활습관
- 현명한 잇몸병 예방법

잇몸병은 치태를 원인으로 하는 감염에 의해 치아를 둘러싼 조직에 염증이 유발된 결과, 치아를 지탱하는 치조골이 녹아내리는 질병이다.

치태 속의 세균은 단독으로 존재하지 않고, 글리코칼릭스(glycocalyx)라는 다당류를 생산해 자기 주위를 감싼다. 이를 '바이오 필름'이라 한다. 바이오 필름은 세포에게 아늑한 은신처를 제공한다. 그 때문에 바이오 필름 속에 있는 세균은 항생물질에 몇십 배, 몇백 배의 저항성을 보인다. 효과적으로 잇몸병을 치료하기 위해서는 바이오 필름을 제거하는 것이 중요하다. 따라서 잇몸병을 근본적으로 예방하기 위해서는 치태를 꼼꼼하게 제거할 필요가 있다.

치태를 관리하는 데 가장 중요한 습관은 양치질할 때 칫솔이 닿지 않는 부분에 치간 칫솔과 치실을 사용하는 구강 위생 관리다. 양치질을 하는 횟수가 많으면 많을수록 좋다고 생각하기 십상이지만 하루 한 번 꼼꼼하게 닦는 것으로도 충분하다는 연구 결과가 나왔다.

구강 위생 관리는 횟수보다 방법이 중요하다. 가능하면 치과에서 제대로 전문가의 지도를 받기를 권한다. 개인에 따라, 특히 자주 쓰는 손에 따라 칫솔질을 하는 방법에 상당히 차이가 나는 탓에 습관으로 굳어지기 쉽다. 그 때문에 누구나 각자 제대로 닦이지 않는 부분이 있으며, 오랫동안 방치하면 치태가 쌓여 잇몸병으로 악화된다. 잘못된 방법으로 칫솔질을 하면 단순히 치태가 쌓이는 것뿐 아니라 잇몸에 상처가 나 도리어 치주조직을 파괴하는 경우도 있다. 객관적으로 어떤 이가 제대로 닦이지 않았는지, 칫솔질 방법을 어떻게 개선해야 좋을지 판단하는 것은 상당히 어렵다. 치과에 가서 전문가와 상담하는 것이 치아 건강의 지름길이다.

칫솔질만으로는 제거되지 않는 치태와 치태가 석회화되어 침착된 치석도 있다. 그러므로 1년에 한두 번은 정기적으로 치과를 방문해 검진을 받고 전문가의 손길로 꼼꼼하게 치태를 제거하는 스케일링을 받는 게 좋다.

전동 칫솔은 무척이나 편리하지만 올바른 방법으로 칫솔질을 하지 않으면 닦이지 않는 부분이 생기는 건 일반 칫솔과 매한가지다. 전동 칫솔을 과신하지 말고 정기적으로 전문가의 검진을 받아야 한다.

구강 세정제는 확실히 어느 정도는 입 냄새를 제거하는 효과가 있다. 구강 세정제 중에서 확실하게 치태 제거 효과가 있는 제품은 클로르헥시딘(chlorhexidine)이라는 약제다. 하지만 아쉽게도 일본에서 인기 있는 상품에는 이 성분이 포함되어 있지 않다. 그러므로 구강 세정제에 대한 과신도 금물이다.(클로르헥

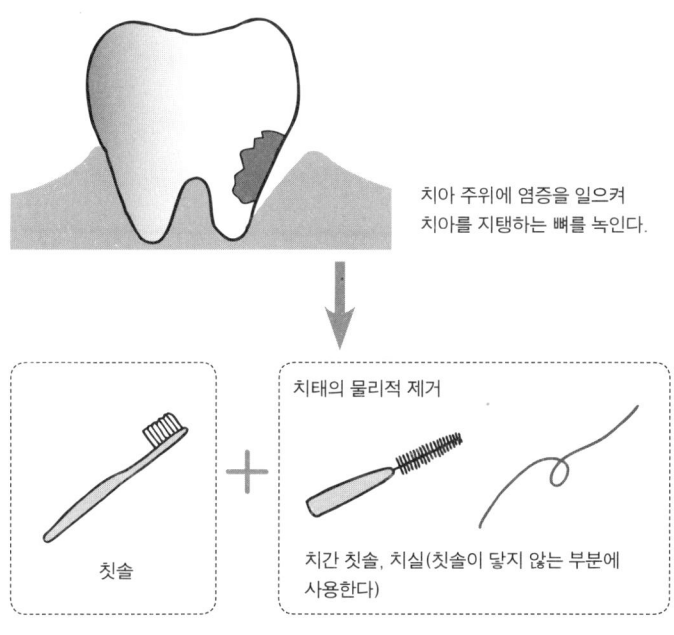

구강 관리, 잇몸병 예방의 첫 걸음

치아 주위에 염증을 일으켜 치아를 지탱하는 뼈를 녹인다.

치태의 물리적 제거

칫솔

치간 칫솔, 치실(칫솔이 닿지 않는 부분에 사용한다)

정기적으로 치과를 방문해 검진을 받는다.

시딘은 효과는 탁월하지만 자극성이 강한 제재로, 우리나라에서 가장 많이 판매되는 구강 세정제 역시 '클로르헥시딘'을 사용하지 않는다고 표기되어 있다 — 옮긴이)

상실한 치아를 회복하는 방법 중 하나로 치아 재생이 한동안 언론에서 화제가 되었지만 실현성은 낮다. 설령 치아가 재생되더라도 그 치아를 지탱할 치조골이 없으면 이식 불가능하다.

즉 잇몸병을 예방하기 위해서는 꼼꼼한 양치질과 정기적인 치과 진료가 가장 중요하다.

🗨 Point

1. 잇몸병은 치태를 원인으로 하는 감염 질환으로, 치아를 지탱하는 뼈가 녹아내리기도 한다.
2. 잇몸병은 매일 양치질과 치간 칫솔, 치실을 사용해 구강 위생을 도모하고 치태를 제거하는 것이 중요하다.
3. 정기적으로 치과 진료를 받고 구강 위생을 점검하며 미처 닦아 내지 못한 치태와 치석을 전문가의 도움을 받아 제거한다.

49 연골을 튼튼하게 하는 식사
- 현명한 비만 예방법

갖가지 음식과 영양제가 연골 건강에 좋다며 날개 돋친 듯 팔려 나간다. 이들 상품 중 대다수는 '연골 성분을 섭취하면 연골 건강에 좋다'는 단순하지만 얼핏 그럴듯해 보이는 발상에 근거한다. 그러나 애석하게도 확실하게 과학적으로 효과가 증명된 제품이나 음식은 없다.

아직까지 특정 영양소와 연골의 건강에 관해 확실한 연관 관계는 아직 보고된 바 없다. 이는 연골이 뼈에 비해 대사가 늦기 때문에 영양소 결핍의 영향이 나타나기 힘들다는 데 기인한다. 적절히 균형 잡힌 식사를 확실하게 챙겨 먹으면 연골의 영양에 관해서는 큰 걱정을 하지 않아도 무방하다.

식사와 연골의 관계에서 가장 중요한 것은 비만을 예방하는 것이다. 비만은 퇴행성관절염의 최대 위험인자다. 과체중은 연골관절에 과도한 기계적 스트레스를 가해 연골세포의 변성을 일으킨다. 더욱이 최근에는 비만으로 늘어난 지방조직 자체가 연골의 변성을 촉진하는 물질을 분비한다는 설도 제기되고 있다.

비만을 예방하기 위해서는 균형 잡힌 식사와 더불어 섭취하는 열량의 총량을 줄이는 데 신경을 써야 한다. 평소에 식사를 할 때 배가 80퍼센트 정도 차면 숟가락을 내려놓는 습관을 들

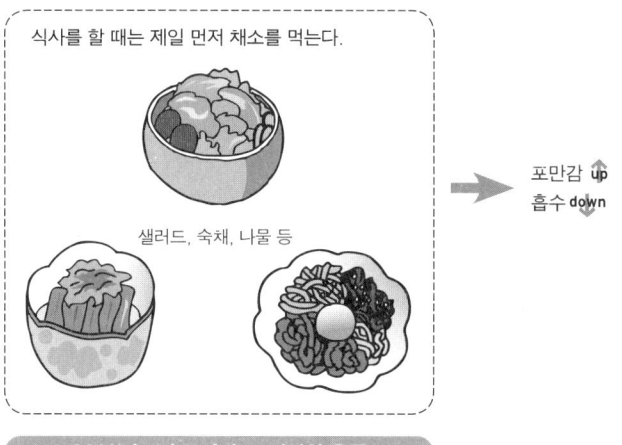

여야 한다. 식사 조절과 함께 운동을 병행해 소비하는 열량을 늘리는 방법도 효과적이다. 건강한 식생활과 운동을 병행하면 근육의 양을 유지하며 지방을 줄일 수 있다. 목표 체중은 약간 높게 잡고 갑자기 무리해서 식사를 줄이거나 운동을 하지 말고 단계를 밟아 차근차근 진행하는 것이 바람직하다.

과식을 방지하는 유용한 습관 중 하나로 식사를 할 때 맨 먼저 채소를 먹는 방법이 있다. 처음에 채소 샐러드나 나물 무침 등을 먹고 그다음에 메인 식사에 들어간다. 채소를 먼저 먹으면 어느 정도 배가 차 포만감이 늘기 때문에 과식을 방지할 수 있다. 또 식이섬유가 일종의 완충제가 되어 영양소의 흡수를 늦추어 혈당치의 급격한 상승을 예방하거나 지질의 흡수를 억제하기도 한다. 간단한 식습관이지만 과식과 그에 따른 비만을 억제하는 일석이조의 효과를 얻을 수 있는 방법이다.

살을 빼기 위해 한 종류의 음식만 섭취하거나 단식에 가까울 정도로 식사량을 줄이는 식의 다이어트는 절대로 해서는 안 된다. 극단적인 다이어트로는 건강을 유지하기 위한 최소한의 영양소보다 부족한 영양소를 섭취하기 때문에 우리 몸은 뼈를 희생해 흡수해 버린다. 물론 뼈 이외의 다른 장기에도 악영향을 미친다. 더 안 좋은 경우 영양소 부족으로 근육의 양이 떨어져 근력이 저하되면 설령 몸무게가 줄어도 관절연골에 부담을 줘 연골의 변성을 야기하는 결과로 이어진다.

그러므로 연골 건강을 위해 균형 잡힌 식사를 하고 섭취하는 열량의 총량을 제한하고 운동과 식사 조절을 병행해 비만을 예방하는 것이 중요하다.

🗨 Point

1. 균형 잡힌 식사를 하면 연골 건강은 크게 걱정을 하지 않아도 좋다.
2. 비만을 예방하기 위해 균형 잡힌 식생활을 유지하며 섭취 열량을 줄이고 배가 80퍼센트 정도 차면 숟가락을 내려놓는다.
3. 식사를 할 때 제일 먼저 채소나 나물을 먹으면 비만을 예방하는 효과가 있다.

50 | 연골을 튼튼하게 하는 운동과 생활습관

연골의 건강에 과도한 안정과 과격한 운동은 모두 부정적인 영향을 준다. 과도한 안정은 연골이 폐용증후군을 일으켜 위축되게 만들고, 과도한 운동은 과도한 충격과 하중이 가해져 연골의 변성을 초래한다. 과격하게 운동을 할 경우 관절에 부상을 입을 위험성도 높아진다.

그러므로 운동의 정도는 뼈와 마찬가지로 땀이 날 정도의 중간 강도가 효과적이다. 운동의 종류로는 역시 뼈와 마찬가지로 관절에 적절한 부하를 주는 걷기 운동 등이 편의성 등을 고려할 때 권장할 만하다. 운동은 관절 주위의 근력을 길러 관절연골에 과도한 기계적 스트레스가 가해지는 것을 예방하는 효과도 있다.

뼈 건강에 관한 챕터에서 언급한 '로커모션 트레이닝'의 기본은 '눈 뜨고 한 발 서기'와 '스쿼트'로, 구체적인 방법을 일본 정형외과학회의 권장법에 따라 설명하고자 한다.

'눈 뜨고 한 발 서기'는 눈을 뜬 채 한 발로 서는 운동이다. 만약의 사태에 대비해 붙잡고 설 수 있는 물건이 있는 곳에서 바닥에 닿지 않을 정도로 한쪽 다리를 들어올린다. 다리를 너무 높이 들지 말고, 몸이 앞으로 기울어지지 않도록 한다. 이 동작을 좌우 각각 1회 1분씩, 하루 세 번 실시한다.

'스쿼트'는 다리를 어깨 넓이로 벌리고 체중이 발바닥 한가운데로 가도록 한다. 무릎이 발끝보다 앞으로 나오지 않도록 신경 쓰며 허리를 뒤로 보내며 천천히 앉는 자세를 취한다. 무릎 관절을 90도가 될 때까지 굽힌 다음, 천천히 허리를 들어올린다. 내려갈 때는 5초가량, 올라올 때도 5초가량 시간을 들여 동작을 실시한다.

특정 기호품과 연골 건강에 관해서는 확실한 상관관계가 보고되지 않았다. 하지만 간접적인 영향도 고려하면 무엇이든 과도하게 섭취하는 것은 삼가는 편이 현명하다. 기본적으로 뼈에 해당하는 주의 사항을 그대로 따르면 무방하다. 연골 건강을 위해서도 걷기 운동과 로커모션 트레이닝 등 중간 정도 강도의 운동을 매일 하는 습관이 중요하다.

Point

1. 연골 건강에도 과도한 안정과 과격한 운동은 좋지 않다.
2. 땀이 날 정도의 중간 정도 강도의 운동으로, 걷기 운동과 로커모션 트레이닝을 매일 실시하는 것이 좋다.
3. 로커모션 트레이닝의 기본, 눈 뜨고 한 발 서기와 스쿼트의 올바른 방법을 배운다.

뼈와 연골의 건강을 돕는 로커모션 트레이닝

스쿼트

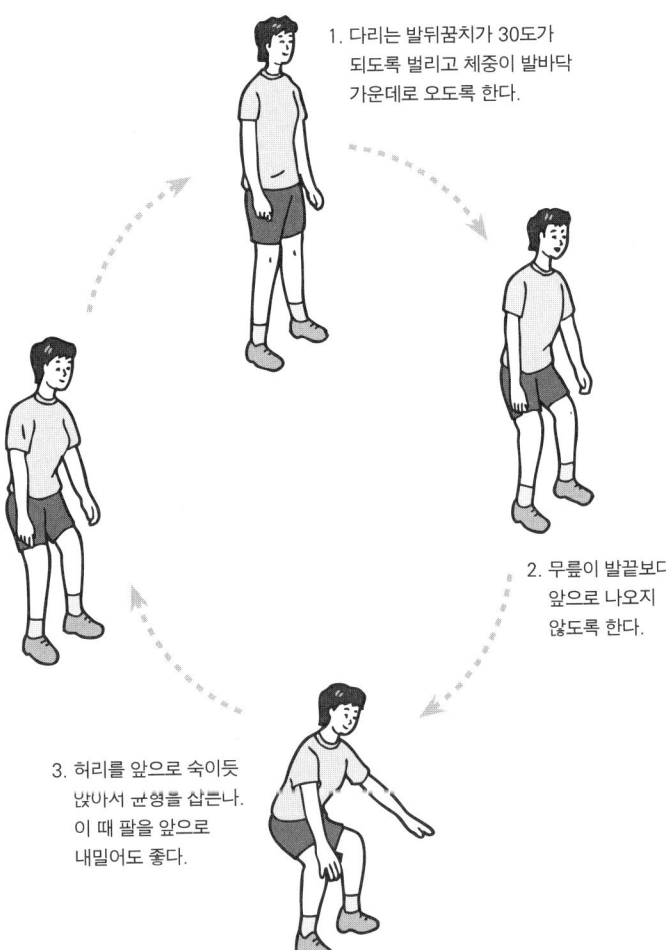

1. 다리는 발뒤꿈치가 30도가 되도록 벌리고 체중이 발바닥 가운데로 오도록 한다.
2. 무릎이 발끝보다 앞으로 나오지 않도록 한다.
3. 허리를 앞으로 숙이듯 앉아서 균형을 잡는다. 이 때 팔을 앞으로 내밀어도 좋다.

스쿼트 할 때의 주의 사항

무릎이 발끝보다 앞으로 나오면 무릎 통증을 유발할 우려가 있다.(왼쪽)
허리를 뒤로 보내고 좌변기에 앉은 듯한 자세가 바른 자세다.(오른쪽)

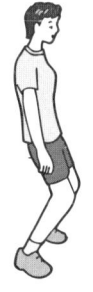
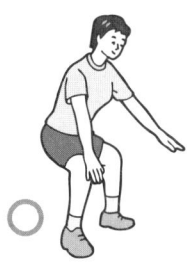

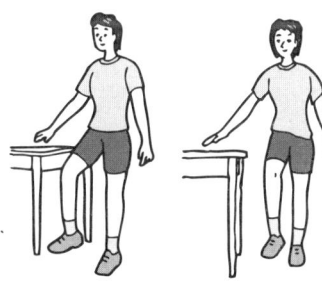

눈 뜨고 한 발 서기

넘어지지 않도록 기댈 물건이 있는 장소에서 바닥에 발이 닿지 않을 정도로 한 발을 들어올린다. 좌우 1분씩 하루 세 번 실시한다.

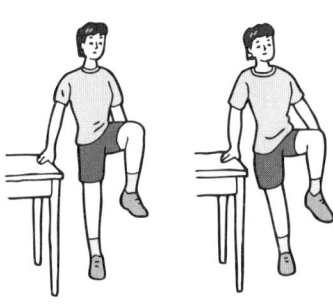

한 발 서기를 할 때의 주의 사항

다리를 지나치게 높이 들어올리면 넘어질 위험이 커진다.(왼쪽)
몸이 기울지 않는 범위에서 다리를 들어올린다.(오른쪽)

51 '만병통치약' 따위는 존재하지 않는다

뼈와 연골 건강에 관해 이것만 하면 만사가 해결된다는 식의 이야기나 이것만 먹으면 모든 문제가 해결된다는 식의 '만병통치약' 따위는 절대 존재하지 않는다.

만병통치약 운운하는 이야기에 잘 속아 넘어가는 사람을 살펴보면 기본적인 인체의 구조와 원리를 잘 모르는 경우가 왕왕 있다. 우리 몸의 복잡한 구조에 관해 어느 정도 기본적인 지식을 알고 나면 손쉬운 해결책은 없다는 사실을 바로 이해하게 된다.

또 나쁜 습관인 줄 알면서도 담배나 술 같은 기호품을 끊지 못하는 사람의 경우, 특히 '만병통치약'의 유혹에 넘어가기 쉽다. 이들은 기호품을 끊지 못한다는 죄책감과 병적 노화가 진행된다는 공포심을 불식시키기 위해 의도적으로 자신을 속일 가능성이 있다. 이런 까닭에 배울 만큼 배운 지식인이라는 사람들이 터무니없는 자기 합리화나 맹신에 빠지는 예를 자주 본다.

어떠한 요소도 절대적으로 좋거나 나쁜 경우는 없다.(단 담배는 예외다) 각각 적정량이 있고, 다른 요소와의 관계 속에서 서로 관련되어 작용한다. 그러므로 '이 식품만 섭취하면 만사가 해결'되는 방법은 결코 존재하지 않는다.

만병통치약의 유혹에서 벗어나려면

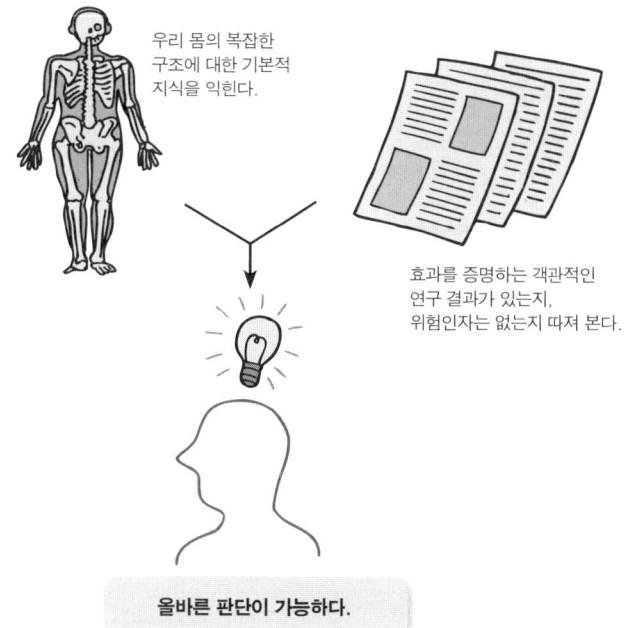

 비단 우리 몸에 국한되지 않고 어떠한 주제라도 마찬가지이지만, 대상을 완전히 알지 못하면 정상적인 판단을 내릴 수 없다. 이 책에서는 대략적이지만 뼈와 연골의 작용 및 노화의 구조에 관해 설명했다. 이 정도의 지식만 있어도 스스로 이런저런 판단을 내리는 데 어느 정도는 보탬이 되리라 믿는다.

 이 책 첫머리에서도 말했지만 많은 사람이 걸려드는 '만병통치약' 운운하는 이야기의 밑바탕에는 노화와 죽음을 두려워하고 영원한 생명과 재생을 추구하는 인간의 강렬한 소망이 면면히 흐른다. 그 강렬한 소망은 역사를 통해 되풀이 되어 왔고, 그 당시의 상황에 맞게 조금씩 형태를 바꾸며 일종의 미신처럼 우리 사회에 등장했다.

사람들은 설령 허무맹랑한 이야기라도 자신의 바람과 일치하면 내용을 찬찬히 따져 보지도 않고 덥석 덤벼든다. 건강법 중에는 언론을 동원해 여러분을 현혹하려는 것도 있다. 설사 유명하고 인기 있는 건강법이라도 절대로 맹신해서는 안 된다. 눈에 보이는 확실한 연구 결과가 있는지, 뼈와 연골의 병적 노화를 촉진하는 위험인자를 포함하지는 않았는지 냉정하게 따져 보아야 한다.

만약 효과를 증명하는 연구 결과가 없거나 명백히 위험인자를 포함한 경우에는 아무리 매력적인 광고가 나와도, 전 국민이 열광할 정도로 유행하는 방법이라도, 그 열풍에 휩쓸려서는 안 된다. 다시 말해 건강에 관해서도 기본적인 지식과 사실을 꼼꼼하게 확인하고 논리적으로 판단하는 것이 중요하다.

Point

1. 모든 것을 해결해 주는 '만병통치약'은 없다.
2. 우리 몸의 구조에 대해 어느 정도 기본 지식이 없으면 정상적인 판단이 불가능하다.
3. 아무리 유행하는 건강법이라도 위험인자를 포함하고 있다면 따라 해서는 안 된다.

맺음말

여기까지 읽은 독자라면 뼈와 연골의 건강을 위해 '중용'이 중요하다는 사실을 이제 확실히 이해했으리라 믿는다.

이 같은 결론에 맥이 빠지는 독자도 있지 않을까 한다. 독자에 따라서는 조금 더 자극적인 해답을 예측한 사람도 있을 것이다. 예를 들어 지금 한창 화제에 오르고 있는 재생의료 방법을 활용해 줄기세포로 새로운 뼈와 연골을 만들고, 줄어든 뼈를 보충하고, 변형된 연골을 바꾸어 끼우고, 뼈와 연골의 나이를 되돌리는 식의 이야기 말이다.

줄기세포를 이용한 재생의학은 기초학문의 연구대상으로는 대단히 흥미로운 소재이지만, 실용화를 생각하면 상당한 시간이 걸릴 것으로 보인다. 설사 가능하더라도 막대한 노력과 비용이 들어, 희귀병이나 특정 부상에만 적용될 가능성이 높다.

진실은 대개 진부하다. 그러나 진부하다고 해서 그 가치가 사라지는 것은 아니다. 당연한 일일수록 바르게 인식하고 실행하기 어려운 법이다.

최근 언론 매체는 어쨌든 발 빠르게 움직여 대중의 입맛에 맞는 새로운 것을 찾아내 흥미를 끌어 대중이 질리지 않게 하려는 풍조가 있다. 학문의 세계에서도 일부 찾아볼 수 있는 이러한 풍조는 매우 위험한 징후다.

눈앞의 시청률과 발행 부수, 자금 확보 등 근시안적 목표만을 대상으로 내달리면 수수하지만 깊이 있는 진실은 간과하게 된다. 잘못된 방향으로 파고들다 보면 황당한 방향으로 엇나갈 수도 있다. 부디 독자 여러분은 굳건한 심지를 가지고 큰 틀에서 내다보며 올바른 방향으로 나아갔으면 하는 바람이다.

뼈와 연골을 튼튼히 하기 위해 할 수 있는 일은 일상생활에서 손쉽게 큰돈을 들이지 않고도 실천 가능하다. 부디 생활습관에서 '중용'을 지키고 한 가지씩 행동에 옮겨 보기 바란다.

그럼으로써 독자 여러분의 건강이 증진될 뿐 아니라 미신을 간파하는 힘이 생겨 잘못된 정보에 현혹돼 시간과 돈을 소비하는 일이 극적으로 줄어들 것이다. 그만큼 진정 중요한 일에 자원을 돌릴 수 있어 '인생의 영양실조'에 걸리지 않고 충실한 나날을 보내게 되리라고 기대한다.

아일랜드 출신으로 영국에서 활약한 작가 조너선 스위프트의 《걸리버 여행기》는 다들 알리라 생각한다. 이 책은 선의(船醫) 레뮤엘 걸리버(Lemuel Gulliver)의 여행기 형식을 취한다. 제1부 소인국 릴리퍼트 여행, 제2부 거인국 브롭딩낵 여행 이야기가 일반에 길 일려져 있으며, 이건이용 그림책으로도 민들이졌다. 제4부인 말들의 나라 휴이넘 여행 이야기에는 야후라는 인간 형상을 한 하등 동물이 나오는데, 알다시피 야후는 현재 세계적 인터넷 기업의 이름으로 유명세를 떨치고 있다. 이야기

결론

> 뼈와 연골의 건강을 위해서는 '중용'이 중요하다.

> 당연한 일일수록 바르게 인식하고 실행하기 어렵다.

> 미신을 꿰뚫어 보는 힘을 기르고, 잘못된 정보에 현혹되지 않아야 인생에 충실할 수 있다.

의 독창성도 물론이거니와 간결하고 힘이 넘치는 멋들어진 조너선 스위프트의 문장 때문에 저자가 좋아하는 책 중 하나다.

이 책의 다른 부분에 비하면 다소 지명도가 떨어지지만 제3부 10장에는 라그나그 왕국의 주민 중에 드물게 태어나는 불사의 '스트럴드블럭(Struldbruggs)'이라는 사람들에 대한 이야기가 나온다. 불사의 사람들이 있다는 이야기를 들은 걸리버는 불사의 인간이 있다면 오랜 세월에 걸쳐 뛰어난 지력과 통찰력을 익혀 멋진 현인이 되었으리라고 기대한다. 하지만 실제로 스트럴드블럭은 불사라도 불사가 아니었다. 불사이기는 하되 엄청나게 노화가 진행되어 신체적으로도 정신적으로도 쇠퇴했지만 죽지 못하고 사는 비참한 상태였다. 죽지 못하고 연명하는 그들은 사회로부터 애물단지 취급을 받았다. 그 사실을 알게 된 걸리버는 불사에 대한 동경이 급격히 시들해진다.

  이 이야기는 물론 스위프트의 창작이지만 고령화 사회에서 생활의 질이 얼마나 중요한지 인상적으로 보여 준다. 그저 수명이 늘어나기만 해서는 곤란하며, 높은 생활의 질이 동반되어야 한다. 《걸리버 여행기》를 통해 생활의 질의 중요성을 다시금 되짚어 보며 이 책을 마무리하고자 한다. 아무쪼록 이 책과 함께 독자 여러분이 충실한 인생을 보낼 수 있기를 바라며 이 책을 끝맺고자 한다.

역자 후기

2004년 1월부터 1년여 남짓 일본 동경대학 대학원 의학계 연구과에서 유학할 수 있었던 것은 인생의 행로를 결정짓는 데 적지 않은 영향을 끼쳤다. 실험이 잘되지 않아 답답할 때면 대학 구내 서점에 가서 갖가지 책들을 뒤적거리고, 그러다 보면 어느새 기분이 좋아져서 다시 시작할 힘을 얻곤 했다. 동물 실험이 잘 되지 않아 스트레스가 쌓인 어느 날, 구내 서점에 갔다가 강상중 교수의 《자이니치[在日]》란 책이 눈에 띄었다. 때마침 일본어 공부에 열을 올리던 시기여서 사전을 찾아가며 책을 읽어 나가기 시작했다. 지금은 《고민하는 힘》 등의 책이 국내에도 번역되어 있고, 일본의 대표 논객이자 최초의 한국 국적 동경대 교수로 유명해졌지만, 그가 '자이니치'(在日, 시대에 따라 '조센징'같이 비하하는 어감으로 들린 적도 있었음)로서 일본에서 성장하고 생활하는 과정에서 얼마나 많은 차별과 어려움 속에 자신의 뜻을 펼쳐 보이기 위해 힘들어 했는가, 그리고 이겨 냈는가를 책을 통해 알게 되면서 새삼 고개가 숙여졌다. 이런 분들의 피땀 어린 노력과 더불어 몰라볼 정도로 성장한 우리의 국력으로 얼마나 많은 '자이니치'가 자신을 당당하게 나타낼 수 있게 되었는가를 생각하며 '시한부 자이니치'로서 감사하게 생각하였다.

그러면서 한편, 최초의 한국 국적의 동경대 의학부, 공학부 교수이자 본인의 지도교수인 정웅일 교수님을 한국에 소개할 기회가 생기기를 무척 기다리고 있었다. 2년 정도로 예상했던 유학 기간은 처음 계획보다 연구가 빨리 마무리되어 바로 이듬해 연세대로 돌아와 의학박사 학위를 수여 받았고, 미국국립보건원(NIH)에서 2년간 포스닥으로 더 근무한 후 한국으로 귀국하는 길에 동경대학에 들러 정웅일 교수님께 연수 보고를 하던 중에 일반인을 위한 책을 집필 중이란 이야기를 들었다. 책이 출간되면 반드시 번역하여 국내에 소개하리라 마음먹었는데, 이제 그 계획을 실현할 수 있게 된 것이다.

연구하는 의사로서 가장 보람된 일은 자신의 연구가 환자에게 직접적인 도움을 줄 수 있게 되었을 때다. 매우 전문적이고 세분화된 연구 결과 및 사실을 일반인들의 눈높이에 맞추어 풀어 써서 정확한 정보를 전달하고 생활습관의 변화를 불러일으켜 건강하게 오래 살 수 있도록 도움을 주는 것은 더할 나위 없이 중요한 일이다. 그것은 모든 의사-과학자들의 꿈이지만, 그리 만만한 작업은 아니다. 일본에서《뼈 박사가 알려주는 늙지 않는 몸 만들기》라는 제목의 문고판으로 이 책이 처음 출간되었을 때, 많은 호응을 받으며 큰 반향을 일으켰다. 얼마 뒤 연세 드신 독자들을 위해 알기 쉽게 그림이 많이 포함된 일러스트 판이 재출간되었는데, 내용을 너무 쉽게 풀어 쓴 것 아니냐는 우려도 있었지만, 더욱 넓은 층의 독자를 아우를 수 있었다.

정웅일 교수님의 생명과 노화, 그리고 죽음에 대한 철학, 진화론에 대한 해박한 통찰력, 뼈와 연골에 대한 깊은 연구 결과를 담고 있으며, 자칫 만능으로 비춰질 수 있는 유도만능줄기세포에 의한 재생 의료 등에 대한 맹목적인 믿음에 대한 경고 등 폭넓고 깊은 내용을 그림으로 쉽게 설명하려는 의도로 문고판 원본에 일러스트 판을 혼합하여 재생산하는 과정은 여느 도서의 번역 작업보다 훨씬 어렵고 복잡한 과정을 거칠 수밖에 없었으나, 국내 독자들에게 선보이는 책이 완성되고 보니, 일본어 원본보다 훨씬 완성도가 높은 것 같아 번역자의 한 사람으로 뿌듯하고 기쁘게 생각한다.

마지막으로 의학과 과학을 가르쳐 주시고, 한국인으로서의 자긍심을 일깨워 주셨으며, 좋은 책자로 국내 독자들에게 뼈와 연골의 건강에 대해 올바른 정보를 전달할 수 있게 해 주신 정웅일 교수님께 감사 드린다. 다소 까다로운 과정을 거쳤지만 더 좋은 책을 펴내기 위해 군소리 없이 도와주고 애쓰신 도서출판 사람과 책 이장휘 실장님, 그리고 능숙한 일본어 실력과 글쓰기 솜씨를 가진, 그리고 책을 사랑하는 마음이 본인을 앞지르는 공동 번역자 서수지 씨께도 감사의 말씀을 전한다.

건강한 미래를 꿈꾸며
이시훈